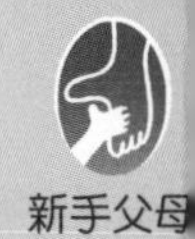

戒吃 戒抓 告別異位性皮膚炎

暢銷修訂版

江伯倫
台大生命科學院院長・台大醫院小兒部主治醫師◎著

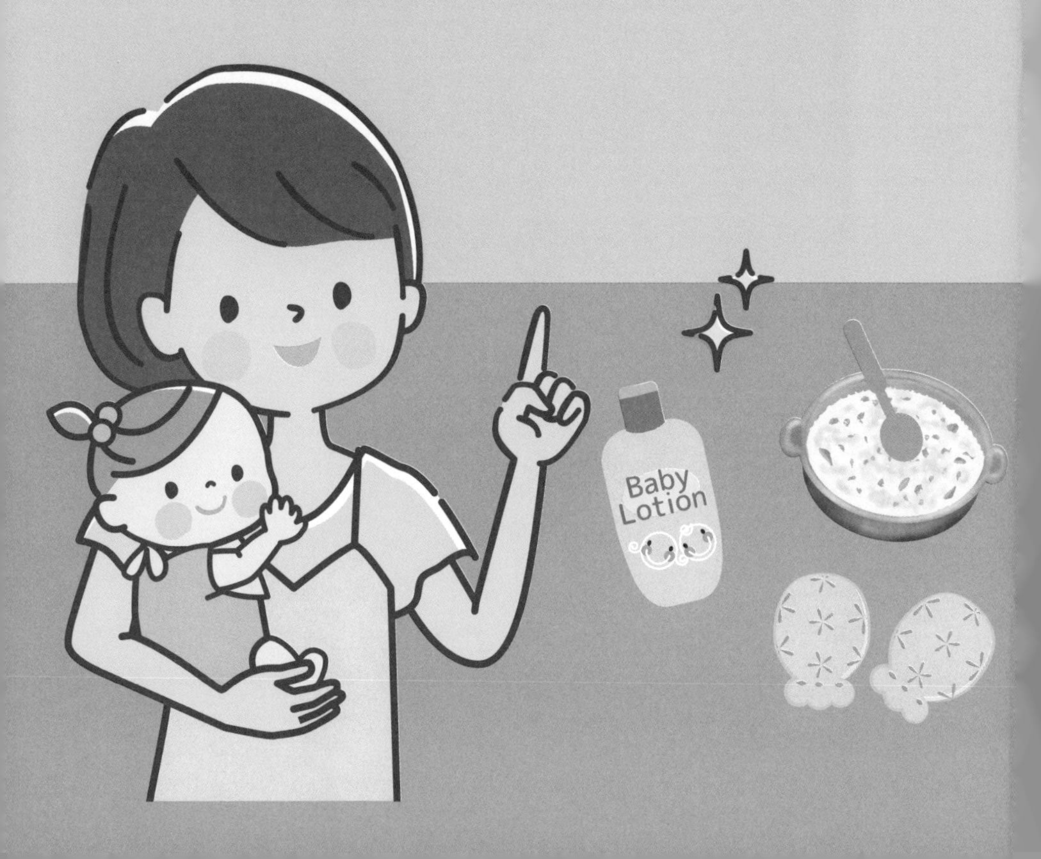

〔戒吃、戒抓，告別異位性皮膚炎 目錄〕

推薦序

自序

第1章 癢癢癢，惱人的異位性皮膚炎 25

第2章 爸媽一定要知道的異位性皮膚炎臨床表現 33

目次

目次

第8章 異位性皮膚炎臨床上常見的問題 183

飲食Q&A

治療Q&A

生活Q&A

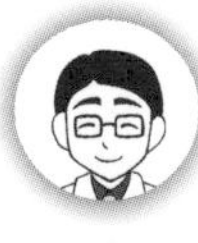

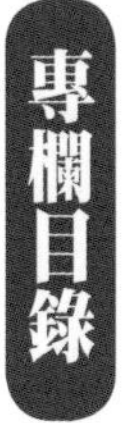

專欄目錄

[推薦序❶] 何弘能

了解疾病，才能掌握治療先機

●台大醫院院長

很高興幫江伯倫教授來寫這本書的推薦序，個人與江教授相識多年，江教授一直以來不論是在臨床照顧過敏的小朋友或是從事學術研究上都十分努力而且受到大家的肯定。這本書也花了江教授不少的時間才完成，雖然有些訝異江教授在忙碌之餘還有時間寫書籍給小朋友和父母，但這本書無疑可以提供大家在照顧異位性皮膚炎小朋友的重要參考。

江伯倫教授長期照顧這些過敏的小朋友，是國內兒童過敏疾病治療和研究上最有經驗的專家之一，這次在這本書中江教授將異位性皮膚炎的發病機轉、臨床症狀、治療原則和藥物等作一個完整的介紹，是異位性皮膚炎患童的重要照顧指南。

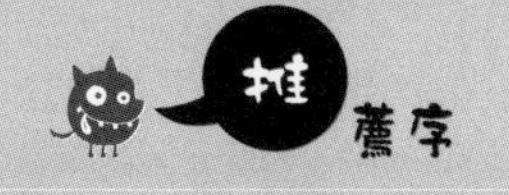

臨床醫師在照顧病人的過程中所獲得的經驗對其未來治療有相當大的幫助和影響，江教授這次以他豐富的經驗，加上仔細的觀察，以深入淺出的文字，讓大家更感同身受地去了解這一個導致許多小朋友困擾和罹病的異位性皮膚炎。這些江醫師多年照顧小朋友所累積下來的臨床經驗，其內容相信一定可以提供家長們，甚至其他醫護專業人員在未來更能夠照顧好罹患異位性皮膚炎的小朋友。

長久以來，個人一直相信患者的疾病雖然需要醫師的照顧，但是患者和家人們如果能夠對疾病有較清楚的了解，便較能夠掌握需要求助於醫師的時機和必要性。所以，相信這一本深入淺出的《戒吃、戒抓，告別異位性皮膚炎修訂版》，是寫給異位性皮膚炎父母的重要叮嚀，同時也能夠讓家長們對異位性皮膚炎有更清楚的了解，讓罹患異位性皮膚炎的患童能夠得到最好的照顧。

【推薦序❷】黃璟隆

寫給異位性皮膚炎孩子父母的重要叮嚀

●長庚醫院林口總院副院長、長庚大學小兒科教授、台灣氣喘諮詢協會理事長

我的好朋友，台大醫學院小兒部江伯倫教授，因為出版一本「異位性皮膚炎」的衛教書，他邀請我寫序。

對我，寫序是個榮譽，這本書對病人而言，這是個難得的機會能向過敏科大教授學習。「異位性皮膚炎」可以從嬰幼兒時期就發生了，且常讓病人「癢不欲生」，容易治療的只要避開過敏原等刺激因子就可不藥而癒，嚴重的就是用盡了所有保濕乳液、止癢藥物、類固醇仍然束手無策。

日常門診中，甚多憂心的媽媽說：「只要你把我的孩子皮膚治好，我可以再生幾個弟弟、妹妹。」衝著這幾句話，為罹病的小朋友、為可憐的父母、更為台灣的未來，身為兒童過敏科醫師，要使出十八般武藝來治療這難纏的異位性皮膚炎，其中最重要、最安全且最便宜

的就是「給父母足夠的衛生教育」，教父母：❶如何整理環境；❷如何為寶寶準備食物；❸如何泡澡；❹如何使用保濕乳液；❺何時使用局部擦拭藥物；❻何時使用口服藥物。當然憂心的父母，總無法一次消化掉這麼多的信息，所以爸爸媽媽們只好從網路流傳的訊息獲取衛教資料，但又常苦於不知其正確性，花了很多冤枉錢，幼兒也常被禁食甚多食物，導致偏食或營養不良，皮膚更是因為發炎的關係，形成一塊白、一塊黑、加上一塊紅，爸爸、媽媽及幼兒，也因長期缺乏睡眠，全家處在極度挫折的負面情緒。

江教授在這本書內，以平易近人的文筆，教導異位性皮膚炎的各個面向，教父母什麼是異位性皮膚炎？如何吃？如何擦？如何避免抓？甚至用Ｑ＆Ａ來近距離呈現父母常問的問題及專家的答案，這本書不僅實用而且專業。

這本書再次讓我感受到我的老朋友，他不僅是治學、研究嚴謹，照顧起病人卻極度溫暖和藹，敘事鋪陳中充滿邏輯思考，這本書易讀，讓我受用。

［推薦序③］楊媛媛

告別癢癢症，幫助孩子快樂體驗生活

●財團法人溫世仁文教基金會董事

跟江醫師的認識，起源於一場朋友的聚會，初次見面，充分的感受到江醫師是一位致力於研究正確知識的專業人士，總是不吝於分享對於專業領域的看法跟見解，也因為如此，每次的對話中，都從中學習到許多知識並感佩於江醫師對於學習這條路熱情不懈的態度。

江醫師總是本著研究的精神，擁有關懷的心，是一位教育父母正確教養觀念的良師兼益友，希望讓每個父母在養育的路上能夠更順遂，並培養父母也能終身學習如何成為一個得心應手的爸爸媽媽。

《戒吃、戒抓，告別異位性皮膚炎修訂版》就是這樣的一本教育父母親異位性皮膚炎正確照顧觀念的工具書，用最容易理解跟記憶的方式——作者所提的：預防&治療三個重要觀念，在教養的最初就希望能帶領父母在教育孩子身心上，幫助孩子於成長過程中能快樂體驗生活。

在我看來，這樣的教育方式，重視的不只是知識的傳遞，更包含態度的建立，一切的學習根基，源自於良好的態度、分享的熱情以及對於專業知識孜孜不倦地研究，江醫師本身就力行這樣的學習精神，而這些都是在教養上跟教育上重要的基礎。

有人曾說：「在為人父母之後就會擔任父母」，我會說：「父母這個稱號的專業代名詞，就是教養跟教育孩子終身的無形推手；這是一條永無止境的學習道路，父母親需要不斷地接受正確的教養及教育概念跟知識」；有了江醫師的長年經驗出版這本書籍，相信能幫助許多父母親在孩子生命的最初獲得專業知識，以期給予孩子優良的成長照顧，為孩子創造良好的教養及教育環境。

【推薦序❹】周正成

視病猶親，成就宇內第一衛教指南

●周正成小兒科診所 負責醫師、台灣兒科醫學會理事、台灣兒童過敏氣喘免疫及風濕病醫學會理事

「在這裡，你的小孩被視同己出，將會得到最好的醫療照護。」是台大小兒科醫師的基本信念。醫療照護，不是只以精湛的醫術治病；更應發揮衛教願心，指導病童及其父母，培養居家照顧慢性疾病的正確觀念與能力，進而自信樂觀地迎接陽光人生。和伯倫同學、同事、同道授業三十八年，觀其行事，真有見證台大仁醫典範的欣悅。

高三面臨聯考，眾人皆忙於升學苦讀；伯倫竟自願擔任副班長、班長，勇於為人之所不願為。靜觀從住院醫師時，伯倫信手抱起陌生病童逗弄的自然關愛神情；到身為台大兒科主任，仍在主持討論沉疴難治的病童時，當眾眼眶泛淚；你會懂得什麼是「視病猶親」的天賦與襟懷。

「與其載之空言，不如見諸行事之深切著明。」伯倫是不講空話，要做實事的人。視病猶親，不應只是存於理念之中；想要提供病童最好的醫療照護，必須有所付出，必須為人之所不願為。伯倫潛心研究、認真教學、精湛醫術且長於行政；每個領域，均是台灣兒科及過敏免疫學界的翹楚。「在其位，謀其政」凡事盡己、深造自得而務求盡美的執著風格，其所需具備的能力及付出的心力，實在令人讚佩。此外，伯倫歷任台大小兒部主任、台灣兒童過敏氣喘免疫及風濕病醫學會理事長、財團法人兒童過敏及氣喘病學術文教基金會董事長，長期主導規劃推廣兒童過敏氣喘的衛教活動，規模宏遠且成果豐碩，已廣為過敏病童家庭所肯定稱許。

伯倫以其兒童過敏免疫權威的學養、兒童過敏衛教豐厚的經驗，出於不忍異位性皮膚炎病童受苦的襟懷，撥冗撰寫專書；期待父母讀後，可以使病童得到最好的居家照護。遍覽坊間有關兒童過敏免疫的衛教書刊，就異位性皮膚炎而言，伯倫此書堪稱「放眼天下，宇內第一」的當今最佳典籍，絕非溢美之辭。能為良醫良書推薦，是種榮耀。

與父母分享照顧異位性皮膚炎孩子的經驗

〔自序〕江伯倫

異位性皮膚炎的書出版四年後終於要修訂改版，幾年多前就想利用休假的時間來跟父母們分享一下個人多年照顧小朋友的一些心得和經驗，讓大家在家裡也可以得到更好的照顧。這幾年的醫療環境跟以前不太相同，尤其是網路資訊時代來臨後，關心小朋友健康的爸媽們都會上網找資訊。也因為如此，個人才想應該將自己照顧這些小朋友的想法和經驗寫下來，希望這些醫學資訊能夠照顧到更多的小朋友。

算來照顧這些異位性皮膚炎小朋友有一段時間，以外人的眼裡來看異位性皮膚炎應該是皮膚方面的問題，應該不至於影響到生命安危，也許較沒有急迫性。然而，在診治這些小朋友時發現，其實他們是生活品質非常不好的一群小朋友。由於異位性皮膚炎的皮疹非常癢，這些小朋友常常就是每天抓個不停，晚上睡覺都睡得不好；而且在睡覺時無意識的搔抓會因為不知輕重，每天睡醒時床單都是沾滿血跡，傷痕累累。爸爸媽媽們因為擔心小朋友抓得太厲害，因此整個晚上都將手放在小朋友的手上，小朋友開始抓時他們也就會醒過來，當然也睡不好。這些小朋友開始上學後因為身上都是抓傷的傷痕，而且也會一直抓個不停，而影響到與其他小朋友的互動。在照顧這些小朋友時深深體會到他們和父母親的辛苦，因此有了最大的動機來完成這本書。

這幾年台大小兒科也陸續進行了許多與異位性皮膚炎相關的臨床研究，包括金黃色葡萄球菌在異位性皮膚炎惡化所扮演的角色、非侵入性顯微鏡用在異位性皮膚炎病灶的檢查、異位性皮膚炎小朋友的睡眠品質研究和如何來改善，還有母乳和適度水解奶粉與異位性皮膚炎的關係。相關的研究內容也都在適當的章節中將相關的資訊放入書中，也希望對大家有幫忙。

這次書中的繪圖是由清雅，我的大女兒，來幫忙完成。清雅一直對畫圖有著非常高的興趣，目前也努力於這方面的工作，所以這本書的插圖就由她試試看。由於兩人學的領域不盡相同，父女兩人也難得有這種機會可以合作，也是不錯的經驗。這次在書中有許多小兒皮膚疾病寶貴的圖片分別由台大皮膚部戴仰霞醫師、小兒部張詠森醫師和林欣佳醫師幫忙提供和照相，真的要非常謝謝他們。而有關各種藥物的照片則是由清雅幫忙完成，經由這些圖片可以讓大家認識一些常用的藥物。

更要謝謝幾位長久以來的好友幫我寫這本書的推薦序，包括台大醫院何弘能院長、長庚醫院林口總院黃璟隆副院長、周正成小兒科診所的周正成院長，溫世仁文教基金會的溫泰鈞先生、楊媛媛夫人，他們家兩位小朋友也是我寫這本書的重要動機。當然還有內人的督促。出書至今，這本書的內容一直是看診時最好的工具。在文章中所提到的「戒吃和戒抓」的確讓為數不少的小朋友能夠真正地讓皮膚的症狀逐漸改善和消失，所以個人更相信這些多年臨床經驗累積的這本書，還是可以提供家有異位性皮膚炎小寶寶的年輕爸媽們最好的照護參考。也再次謝謝新手父母出版社願意繼續刊印修訂版，因為紙本的書籍在網路無所不在的世代真的不容易行銷，所以要特別感謝出版社。

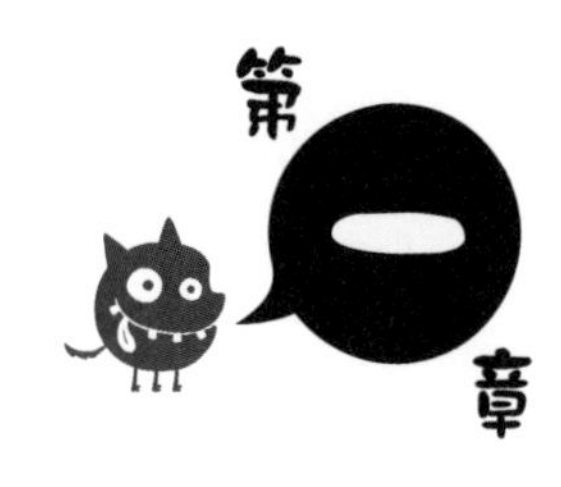

癢癢癢，惱人的異位性皮膚炎

大明今年大二，從小就有異位性皮膚炎，因此一直受到皮膚癢的困擾，加上身上的皮膚經常都是抓得體無完膚，連夏天都需要穿長袖的衣服來遮住濕疹和受傷的皮膚。每天晚上睡覺時更是癢得受不了，經常抓到床單和被單血跡斑斑，晚上睡覺也一直都無法一覺到天明。

大明求助於過敏科和皮膚科醫師，過敏原測試顯示主要的過敏原為塵蟎、蝦子和螃蟹。但是，大明已經盡量避免接觸這些可能的過敏原，仍然無法痊癒。為什麼呢？大家不是都說過敏疾病會隨著年紀漸漸改善的嗎？

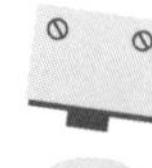

常見過敏原 1歲前為食物、2歲後為空氣

對許多小朋友來說，得到異位性皮膚炎是很辛苦的一件事，因為通常都會癢得受不了，不但會影響生活作息，還會因為抓傷導致感染，讓這些小朋友的睡眠品質變得非常差。

異位性皮膚炎患者如果仔細去探究其引起過敏的過敏原，在1歲以前通常以食物過敏原為主，其中「牛奶」和「蛋白」是最主要的過敏原；而在2歲後則逐漸以空氣過敏原為主。所以在不同的階段，罹患異位性皮膚炎孩童的表現可能會有不同。

而且，一個重要的發現是，食物過敏原有可能隨著成長時口服耐受性的機轉逐漸成熟（請參見P112），而讓整個過敏狀態得到較大的改善。所以，小朋友在初期得到異位性皮膚炎時，若未控制好，不幸出現傷口，將導致暴露在空氣過敏原的機會增加，而造成更嚴重的過敏症狀。

嬰幼兒常見的過敏原

年齡	過敏原
一歲前	**食物過敏原**，如牛奶、蛋白
兩歲後	**空氣過敏原**，如塵蟎、黴菌、金黃色葡萄球菌外毒素

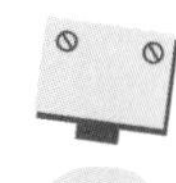

控制重點　1歲前戒「吃」，2歲後戒「抓」

經過這幾年治療異位性皮膚炎小朋友的經驗，深深覺得要將小朋友的異位性皮膚炎控制好，需要分兩個階段來考量。

◆**1歲前戒吃**：首先是1歲前發生的異位性皮膚炎，由於大多是與食物過敏原有關，因此必須要特別注意「吃」。人體的腸道免疫系統原本具有黏膜耐受性的機能，能夠對經由腸道進入的蛋白有耐受性而不會出現免疫反應。但是，在1歲以前腸道的屏障還未成熟，所以蛋白抗原較容易通過而導致過敏的症狀。因此，在1歲以前需要特別避免那些會引起過敏的食物，主要是外來的蛋白，最常見的當然是牛奶蛋白或是雞蛋蛋白和蛋黃等。這些常見的食物過敏原對那些有過敏家族史的高危險群小寶寶應該要稍加避免，需要晚一些（1歲後）再添加。

◆**1歲後戒抓**：隨著年紀增加，如果之前的異位性皮膚炎沒有改善，小朋友會因為抓得厲害造成皮膚出現傷口而受到感染；這些感染部位很容易遭塵蟎和細菌感染（如金黃色葡萄球菌），而導致更嚴重的發炎，甚至讓這些塵蟎和金黃色葡萄球菌外毒素又成為另外一種過敏原。

雖然原本食物過敏原在成長過程中可以因為免疫系統口服耐受性的機轉而逐漸改善，但是空氣過敏原和金黃色葡萄球菌卻無法經由口服耐受性的機轉來改善，所以2歲以上的小朋友如果要完全控制好症狀還是戒之在「抓」。

異位性皮膚炎雖然在許多人的印象中不會導致所謂的生命危險，但是對那些罹患異位性皮膚炎的小朋友而言其實是非常辛苦的，他們可能會因為身上奇癢無比而忍不住不斷地抓，導致身上滿是傷口。如果再加上感染，更可能發展成蜂窩性組織炎或是敗血症。同時，晚上睡覺時也會因為癢的關係導致睡眠品質非常惡劣。

如果我們能夠對異位性皮膚炎的致病機轉有更清楚的了解，找到更好的治療方式，那麼對這些小朋友來說真的是非常重要的一件事。所以寫這本書的主要目的是想藉由書中的內容跟每位爸爸媽媽聊一聊如何照顧這些長年為異位性皮膚炎困擾的小朋友，讓他們可以過個快樂而不用再每天抓癢的日子。

所以在這本書中，筆者整理了這些年來照顧異位性皮膚炎小朋友的一些經驗，也因此書中所介紹的內容可能會與其他有關異位性皮膚炎的書有些不同，主要我還是想強調「只有對異位性皮膚炎的機轉和

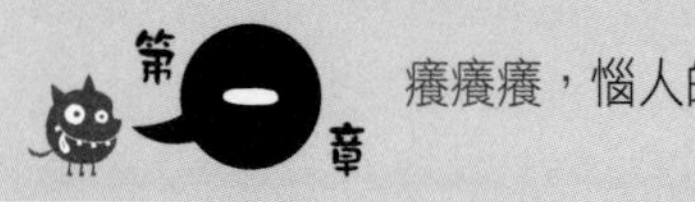

發生原因了解得更清楚，才能夠將疾病控制得更好」，所以有幾點重要的事情需要特別強調：

❶**不要過度依賴類固醇：類固醇是好藥**，它的確可以在急性期使孩子的症狀較快獲得改善，但是類固醇仍有其副作用，所以也不要過度依賴它。

❷**1歲半前為治療黃金期**：小寶寶異位性皮膚炎治療的「**黃金期**」**建議在1歲半以前要治療好**；主要是因為1歲前異位性皮膚炎的主要過敏原是食物過敏原，如果能夠避免食用這些會引起過敏的食物，就有機會能夠完全好起來。

❸**2歲以上患童重在避抓**：年紀超過2歲以上，過敏原會逐漸由食物過敏原轉成空氣過敏原，再加上抓傷就更容易讓這些空氣過敏原變得更嚴重。因此，如何避免「抓」將是最重要的課題。

依筆者長期照顧異位性皮膚炎的小朋友和大人的經驗，發現罹患異位性皮膚炎後會讓生活品質變得非常不好，而且因為皮膚長期的抓傷和慢性變化也會導致在學的學生和年輕人其社交生活受到很大的影響；故希望以筆者多年來照顧異位性皮膚炎和研究上的臨床經驗，介紹異位性皮膚炎發生的來龍去脈，尤其是如何在不同年齡層來面對和處理異位性皮膚炎，並能夠對經常使用的藥物有更清楚的了解，期待有一天，所有的患者都不再因為異位性皮膚炎的症狀所苦，能夠跟其他同儕一般過著正常且輕鬆快樂的生活。

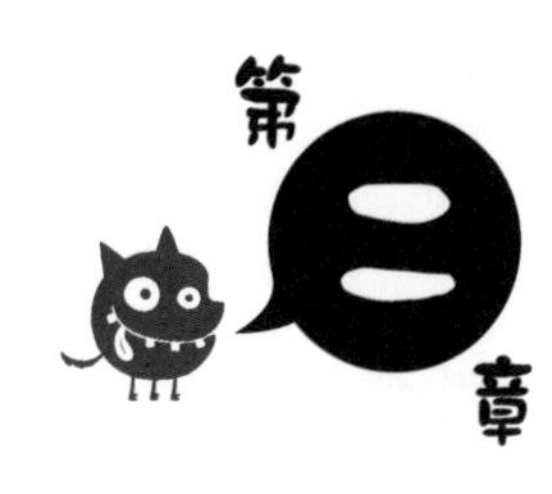

爸媽一定要知道的異位性皮膚炎臨床表現

小雅目前只有兩個月大，但是在臉上、脖子和耳朵後面已經開始出現一些皮膚疹子，由於小雅的爸爸媽媽本身都有過敏的體質，因此想知道小雅是否有所謂「異位性皮膚炎」的表現，所以便帶小雅去看小兒過敏科醫師。

小寶寶出生後經常會出現各種皮膚病變，究竟怎樣才算是異位性皮膚炎呢？

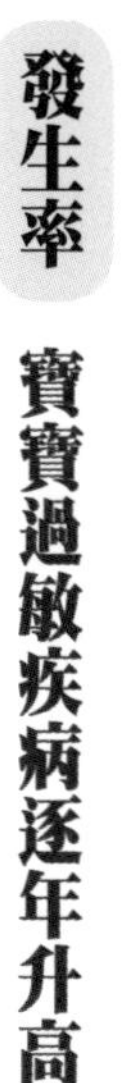

發生率　寶寶過敏疾病逐年升高

台灣地區這幾年的過敏疾病發生率有逐年升高的趨勢，在二〇一一年進行的研究調查顯示，台北市的氣喘發生率高達百分之二十；而在二〇〇五年所進行的研究發現，在台北市過敏性鼻炎（百分之四十五點八）和異位性皮膚炎（百分之六點九）都略微升高，顯示過敏疾病中包括氣喘、過敏性鼻炎和異位性皮膚炎都有一直增加的趨勢。

台灣地區異位性皮膚炎的發生率約為百分之八至十左右，亦即每年約有一萬五千到兩萬名小寶寶可能會出現異位性皮膚炎的症狀。而在日本異位性皮膚炎的發生率則高達百分之二十五左右，可能與遺傳和天氣乾冷都有關係；美國在六個月大以前發生異位性皮膚炎的機會則大約為百分之十七。

由其他先進國家的發生率來看，台灣異位性皮膚炎的比率還不算太高，推測可能是因為稍微潮濕的環境讓原本皮膚相當乾燥的異位性皮膚炎症狀在冬天時反而不至於更為加重，或是未來還有可能會再增加。同時，以目前的疾病流行率來看，如異位性皮膚炎等過敏疾病應該在短期內不會有下降的趨勢，因此我們還是需要認真地來面對這些過敏的問題。

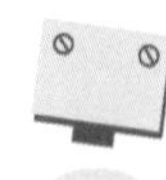

食物過敏　小寶寶最早出現的過敏症狀

由於小寶寶出生後最早接觸的蛋白過敏原通常是來自於腸胃道，所以最早的過敏症狀還是食物過敏。食物過敏可能會以腸胃道和皮膚的症狀為主，所以可能的表現便包括腹瀉和異位性皮膚炎。有相當多的研究證據顯示，在嬰幼兒期出現食物過敏的小寶寶在未來出現其他過敏疾病如支氣管性氣喘或是過敏性鼻炎的機會也相對地提高，所以食物過敏也愈來愈受到大家的重視。

根據國外的統計，2歲以下的幼兒食物過敏中，牛奶過敏約占了百分之二至四，而蛋白過敏則約為百分之五。牛奶中有四種主要的蛋白質，包括，β-乳球蛋白、γ-球蛋白、乳清蛋白和酪蛋白。其中以酪蛋白為主，占了牛奶蛋白的百分之八十，而其他百分之二十則為乳清蛋白。

國外的研究發現，β-乳球蛋白和酪蛋白為較常見的兩個過敏原，利用皮膚試驗也發現β-乳球蛋白是一個最具有抗原能力的蛋白質。同時，也不建議在牛奶中添加過多的添加物，尤其是蛋白質類的添加物，因為這類的外加蛋白質引起過敏的機會其實較高，例如牛初乳。

過敏小知識

寶寶喝牛初乳可以提升免疫力嗎？

像是坊間出現所謂的「初乳奶粉」，其實是由接受免疫處理的乳牛取得初乳而製造出的奶粉。雖然這些初乳中含有一些可以中和病原體的牛抗體，最主要的功能是要來增加人體對抗外來特定感染的能力。但是這些抗體對人體而言還是一些外來的蛋白，除了會很快地被分解掉外，還會有增加食物過敏的可能性，所以容易過敏的小寶寶在飲食上還是應該稍加注意。

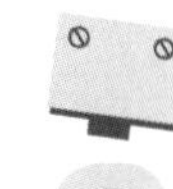

牛乳過敏的診斷

食用後導致腸胃道或皮膚症狀

嬰兒時期由於腸道的滲透性較高，加以小寶寶本身又還無法分泌免疫球蛋白A（IgA），因而食物中的過敏原便很容易通過腸道而進入體內，所以嬰兒比其他年齡層的小朋友更容易產生牛奶過敏。

◆**牛奶過敏的診斷流程：**主要是經由臨床症狀的判斷，由食用牛奶而導致的腸胃道或是皮膚症狀；進一步作食物過敏原的血液檢查來加以確定。目前，抽血檢查各種過敏原已經相當方便，只要2至3c.c.的血液便可以檢查二至三十種不同的過敏原。

過敏小知識

什麼是過敏原篩檢？檢驗的方法及注意事項有哪些？

在過敏患者會出現認識過敏原的抗體，因此我們可以經由測定這些過敏抗體而了解患者對哪一種過敏原有反應。過敏原檢查主要分成空氣過敏原和食物過敏原，在台灣空氣過敏原主要是塵蟎和黴菌；而食物過敏原則主要是有殼海鮮、芒果、牛奶及蛋白等。

那麼目前的檢驗方法有哪些？檢驗前中後又有哪些注意事項呢？健保是否給付呢？

＊檢測方式：測定過敏原的方式，包括皮膚測試和抽血方法。近年來因為抽血檢查愈來愈準確，因此較麻煩的皮膚測試在臨床上已經較少使用。

＊費用：如果確定有症狀，這些檢查都可以申請健保的給付，費用上沒有問題。

＊檢驗注意事項：如果要接受皮膚測試，為了擔心反應較差，會建議先停止使用抗組織胺2至3天；而抽血檢查則不受影響。

大約二十年前過敏原的檢測還是都需要依靠皮膚試驗，所以常常看到門診的小朋友兩隻手臂外還有背部全都是一個一個皮膚試驗的痕跡，說真的還是蠻辛苦的。但隨著醫學技術的進步，目前抽血檢查的精確度已經相當高，與皮膚測試有著幾乎一致的結果，因此現在大部分的醫院都是使用抽血檢查來測試過敏原。

但是，在臨床上有關食物過敏最確切的診斷還是在食用特定食物後會出現症狀，最常看到的就是有許多人吃了有殼海鮮後出現蕁麻疹的症狀，而在美國最常見的食物過敏就是吃了花生後導致全身性過敏休克，所以如果要真正確定食物過敏，最標準的診斷方法就是「食物」，這樣才能確定診斷，而血液檢查在食物過敏則算是一種輔助性的檢查。

寶寶的過敏進行曲

腸胃道、皮膚——鼻子——呼吸道

小寶寶出生後由於最早接觸到的過敏原主要來自食物，所以最早出現的症狀以腸胃道和皮膚為主。隨著年紀增加才會逐漸出現如鼻子和呼吸道過敏的症狀，一般約在兩歲多逐漸出現鼻子過敏的症狀，早上起來會有打噴嚏、流鼻水、鼻塞和揉眼睛等症狀，就是所謂的過敏性鼻炎，由於都會伴有眼睛過敏的症狀，也稱為過敏性鼻結膜炎。而在出現過敏性鼻結膜炎後可能也會開始出現如晚上和清晨起床咳嗽，或是運動後就咳個不停等症狀，就表示小朋友可能開始有支氣管性氣喘的初期表現。

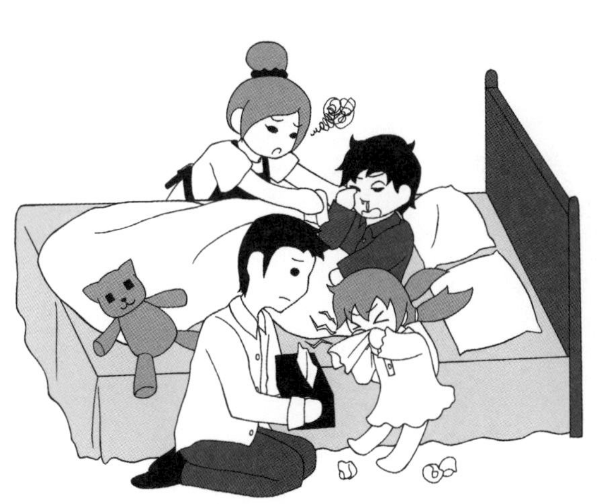

▲隨著年齡增加，會逐漸出現如鼻子和呼吸道過敏的症狀。

由於過敏的症狀會由小時候的腸胃和皮膚的表現再逐漸轉成鼻子和氣喘的症狀，隨著年紀會有不同的表現，因此過敏的學者都將這樣的臨床表現稱為「過敏進行曲」（Allergy March）。其實這也表示在不同階段接觸到的過敏原不同會導致不同的臨床症狀，所以要注意和處理的事情也就不同。

寶寶的過敏進行曲

年齡	0~2歲	2歲以上	3歲以上
過敏疾病	腸胃過敏 蕁麻疹 異位性皮膚炎	過敏性鼻炎 過敏性鼻結膜炎	支氣管性氣喘
症狀	腹瀉、腹痛、皮膚癢疹	打噴嚏、流鼻水、鼻塞、揉眼睛	晚上和清晨起床咳嗽、運動後咳不停

診斷依據 兒科及日本皮膚科的異位性皮膚炎診斷

在仔細說明異位性皮膚炎的臨床表現前，先簡單跟大家舉出兩個較常被提到的診斷條件，一是小兒科教科書中所提出的，二則是亞洲異位性皮膚炎發生率最高的日本所提出的診斷條件，供讀者參考。

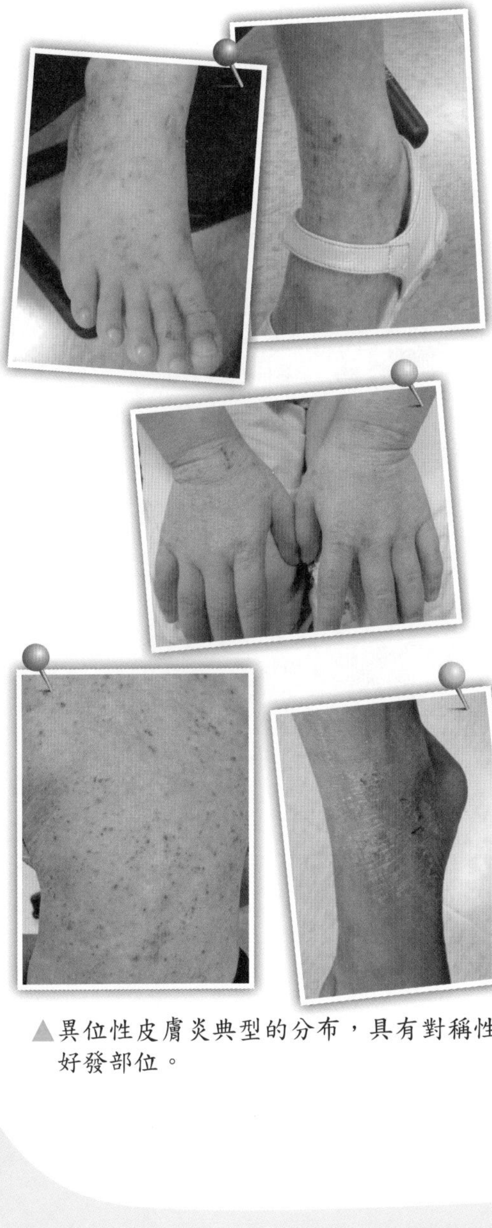

▲異位性皮膚炎典型的分布，具有對稱性及好發部位。

小兒科教科書中所提出的診斷條件

◆一定要有下列三種以上的主要表現：

❶癢疹

❷特定的形狀和分布：

- 在成人要有屈曲側的苔蘚化和線性表現。
- 在嬰兒和孩童有臉部和外張側的侵犯。

❸慢性或慢性反覆性的病程

- 個人或是家族有異位性體質（氣喘、過敏性鼻炎、或異位性皮膚炎）的病史

◆也需要有下列三種以上的次要表現：

❶皮膚乾燥

❷魚鱗癬／手掌高度線形表現／毛孔角化症

❸第一型皮膚試驗反應
❹血清過敏免疫球蛋白E上升
❺早期發作
❻傾向出現皮膚的感染（尤其是金黃色葡萄球菌和單純皰疹病毒）／細胞性免疫力下降
❼容易有非特異性的手和腳的皮膚炎
❽乳頭的濕疹
❾唇炎
❿反覆性的結膜炎
⓫Dennie-Morgan 氏眼睛下摺皺
⓬圓錐角膜（keratoconus）
⓭前囊下白內障（Anterior subcapsular cataracts）

⑭黑眼圈

⑮臉部蒼白／臉部紅斑

⑯白糠疹

⑰流汗時會癢

⑱對棉和脂溶劑耐受不良

⑲毛囊周變薄

⑳食物過敏

㉑病程會受到環境／情緒因素影響

㉒白色皮膚劃痕現象／延遲性變白（White dermagraphism/delayed blanch）

日本皮膚科學會異位性皮膚炎的診斷條件

定義 具有癢感、濕疹性的皮膚炎，其病程為慢性的反覆發作，時好時壞。大多數的患者具有過敏體質傾向。過敏體質傾向包括如：

❶有個人史或是家族史（氣喘、過敏性鼻炎合併／或結膜炎，和異位性皮膚炎）。

❷合併有／或免疫球蛋白E製造過多的情形。

診斷條件 具有❶癢疹、❷典型的形狀和分布、❸慢性或是慢性反覆的病程。異位性皮膚炎的確切診斷需要符合上述三個條件，而非以嚴重度來評估。其餘病例則應該以急性或是慢性非特異性濕疹的暫時性診斷，再依據其年齡和病程來加以評估。說明如下：

❶癢疹。

❷典型的形狀和分布。

A典型的形狀及濕疹性皮膚炎，又可分為急性與慢性。

- 急性病變：紅斑、組織液滲出、丘疹、水泡性丘疹、脫屑、結痂。
- 慢性病變：浸潤性紅斑、苔蘚化、膿疹、脫屑、結痂。

B典型的分布，具有對稱性、好發部分及與年紀相關的特徵。

具對稱性、具好發性部位

●前額、眼睛四周、嘴唇四周、嘴唇、耳朵旁、頸部、四肢的關節部位和軀幹。

與年紀相關的特徵 嬰兒期、孩童期、青春期和成人各有不同的好發部位，如：

●嬰兒期：由頭皮和臉部開始，通常會散佈到軀幹和四肢。

●孩童期：頸部、手和腳的曲區內側。

●青春期和成人：傾向於在身體的上半部較嚴重（臉、頸和前胸和背部）。

C慢性或是慢性反覆的病程（通常舊和新的病變會同時存在）

❶在嬰兒期超過兩個月。

❷在孩童期、青春期和成人超過六個月。

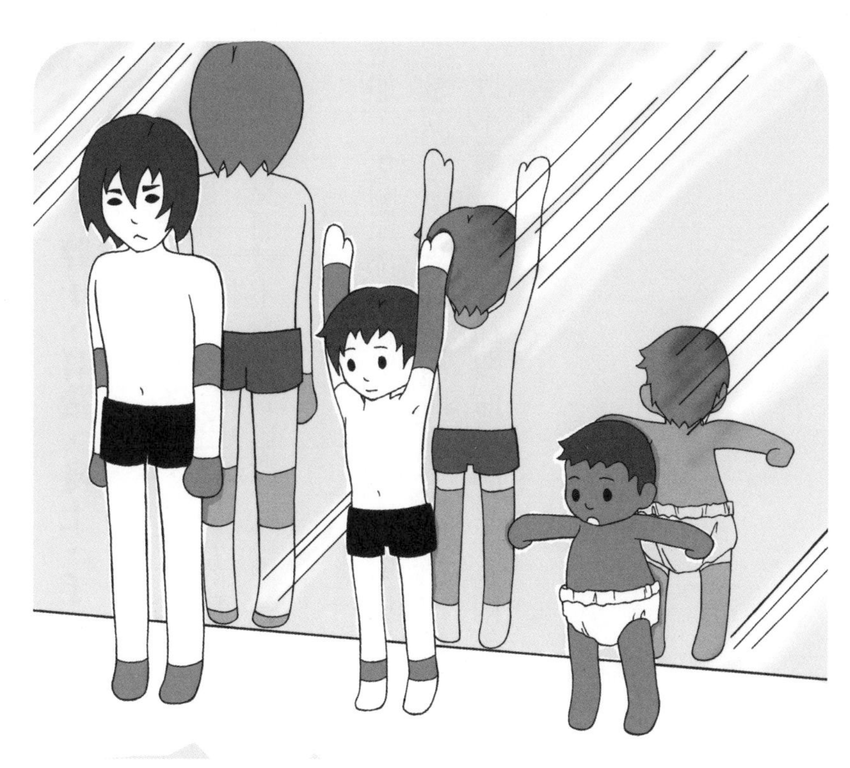

▲隨著年齡不同，好發部分也不相同。

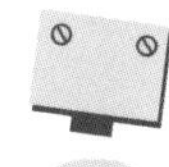

嬰幼兒期的分布　臉、脖子、耳後、身上、手腳

其實異位性皮膚炎有其特殊的分布位置，在嬰兒期主要是發生在臉、脖子和耳朵後方、身上和手腳也都會出現皮膚的疹子。而較特殊的地方在於包尿布的部位反而較不會受到影響，這與一般濕疹發生的部位較不相同。

而隨著年紀增加，在關節部位會變得更明顯。至於為何會在關節處更明顯，有可能是關節處容易有皺褶而讓免疫細胞或是發炎物質更容易堆積。當然，以小嬰兒來說，踝關節可能是因為兩隻腳會去搓來搓去，而最容易導致症狀。

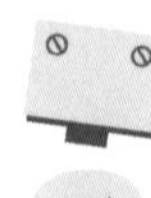

預防&保養&治療 3個注意事項

異位性皮膚炎的臨床症狀對小朋友來說，最難忍受的可能還是癢到受不了的那種感覺，小朋友會拼命地抓，所以可以經常性地看到抓傷的痕跡。而且因為抓的關係所以導致傷口感染，有時甚至會因為感染而出現如蜂窩性組織炎的表現。在這種情形下，患童會因為感染而導致皮膚出現紅腫熱而更不舒服，就抓得更厲害。

◆**避免接觸過敏食材**：對1歲以下的小寶寶而言，因為接觸的過敏原以食物為主，最容易出現的過敏症狀還是以皮膚的症狀為主，也就是異位性皮膚炎。最常出現的症狀是在臉部、脖子、耳後根、手肘及膝蓋的內彎處出現如濕疹的症狀，有非常厲害的癢感。（飲食注意事項請參見P124）

◆**使用中性清潔劑：**這些患有異位性皮膚炎的小朋友本身的皮膚通常會較乾燥，所以盡量使用一些較中性的清潔劑，也不需要過度清洗，有時在冬天時因為環境內濕氣較低也會導致更厲害的癢感，但是，有些小朋友反而會因為在夏天時容易流汗導致濕疹，而讓癢感加重。（保養方式請參見P158）

◆**治療時藥物的使用：**因為這些異位性皮膚炎的病變會導致極度的癢感，所以這些小朋友會因為抓癢而導致抓傷後又受到皮膚表面的細菌感染，而讓皮膚的症狀惡化，因此可以常常看到因為感染而造成的皮膚發炎，較嚴重者可能會演變成蜂窩性組織炎。而一旦出現這樣的皮膚感染症狀，可能就需要使用局部和全身的抗生素才能夠得到較好的控制。（治療方式請參見P161）

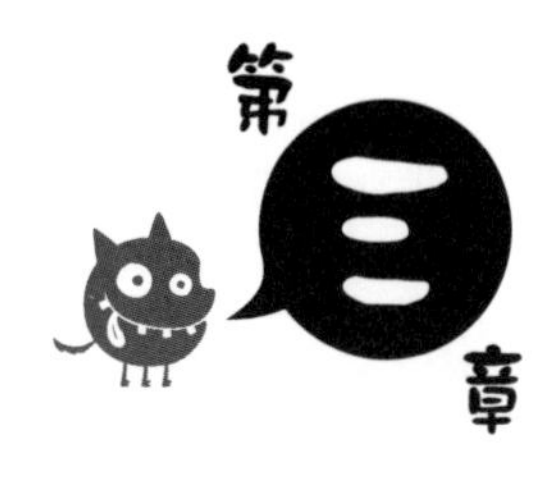

寶寶為什麼會過敏？

異位性皮膚炎的發病機轉

貝貝的父母親都是過敏疾病的患者，爸爸年輕時有過氣喘的病史，而媽媽到現在都還有過敏性鼻炎的症狀。貝貝從出生兩個月大開始就出現皮膚過敏的症狀，在那時就接受過治療但是並未完全好起來，現在已經小學三年級，皮膚的情況還是不太好，每天都會癢和抓。

貝貝的爸媽一直想知道為什麼她會出現這樣的過敏症狀，跟爸媽的體質遺傳有關嗎？

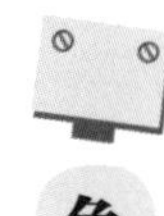

免疫反應　人體對外來病原體的抵抗力

所謂的「免疫反應」簡單來說，就是動物體對外來病原體的抵抗力。究竟動物體是如何產生抵抗力來對抗外來的病原體，或是疫苗注射後會產生什麼樣的反應而能提供對抗外來的病原體？我們舉個例子來加以說明。通常如細菌、病毒或是黴菌等病原體要侵入人體，必須通過如皮膚或是黏膜等屏障。如果皮膚或是黏膜出現外傷，或是病原體的感染力較強時，這些病原體便會進入人體，而引起一序列的發炎反應。

大家是否注意到一旦有此種發炎（inflammation）時，皮膚通常都會出現所謂的紅（redness）、腫（swelling）、熱（heat）、痛（pain）等反應，也就是免疫細胞聚集時。如果以反應出現的早晚，通常會先出現一些吞噬細胞（phagocytes），其中便包括如巨噬細胞（macrophages）和中性白血球（neutrophils）。主要是進行將病原體吞噬，再利用細胞內的酵素將這些病原體進行分解及清除的工作。

這些細胞為何能夠由血管跑到發炎部位，主要是透過一些如黏著分子及趨化激素的誘導。同時，這些吞噬細胞在與病原體作用時又會釋放出一些發炎物質，經由全身的血液循環而作用在如肝臟等器官，而製造出包括如補體（complement）和C-反應性蛋白（C-reactive protein, CRP）等蛋白質，幫助人體來清除病原體。上述這些免疫反應由於是在所有的病原體侵入人體時都會產生，跟病原體的種類並沒有關係，我們將其稱為先天性免疫力，又稱自然免疫力（Innate Immunity）。

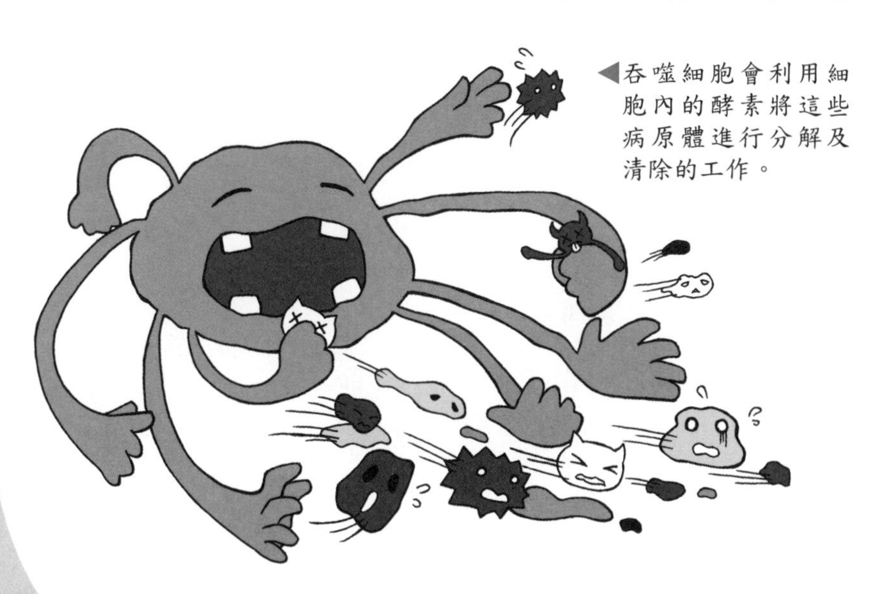
◀吞噬細胞會利用細胞內的酵素將這些病原體進行分解及清除的工作。

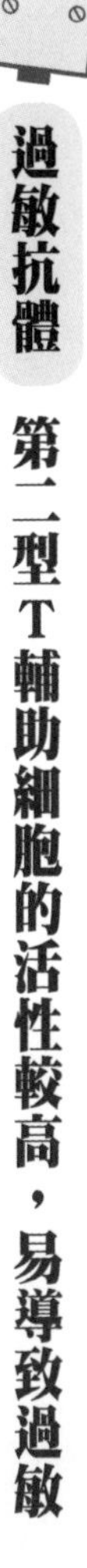

過敏抗體　第二型T輔助細胞的活性較高，易導致過敏

但是也許有人會問到什麼是過敏抗體？又如何才會產生？依照免疫細胞表面標記及功能，T細胞可以大略分成T輔助細胞及細胞毒殺性T細胞兩種。

T輔助細胞分泌的淋巴介質可以幫助免疫系統內的其他細胞如，B細胞製造抗體，T細胞毒殺性細胞進行細胞毒殺的功能。近年來的研究發現，T輔助細胞又可以依其製造的淋巴激素的不同分成兩類：第一型T輔助細胞及第二型T輔助細胞。

◆**第一型T輔助細胞：**由於主要是負責所謂細胞性的免疫力，所以跟針對感染疾病、腫瘤和器官移植等的反應較有關。

◆**第二型T輔助細胞：**分泌的介白質-4（IL-4）可以幫助B細胞製造IgE的過敏抗體，介白質-5（IL-5）則可以吸引嗜伊紅性白血球（eosinophil），嗜伊紅性白血球釋放出的一些發炎介質則會導致更嚴重的過敏症狀。

同時，第一型T輔助細胞和第二型T輔助細胞又互為影響；第一型T輔助細胞能夠調節第二型T輔助細胞的活性，而第二型也相對地會抑制第一型T輔助細胞的活性。所以我們身體內如果第二型T輔助細胞的活性過高，會幫助B細胞製造較多的過敏抗體，而出現過敏疾病。

由這幾年來各種感染疾病的肆虐和過敏疾病的增加，似乎間接暗示現在的小朋友們體內的第一型T輔助細胞活性降低，而第二型T輔助細胞的活性較高。當然，這些情形可能跟整個大環境的改變有著密切的關係，但卻更值得我們加以重視。未來如何讓我們的小朋友體內第一型和第二型T輔助細胞的天平維持平衡，應該是一個重要的課題。

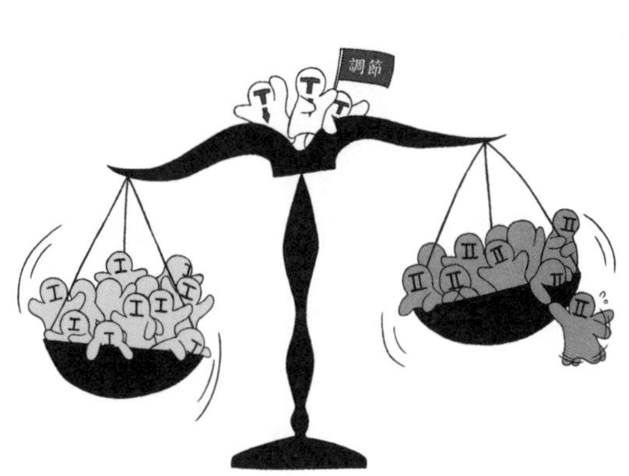

▲若體內第二型T輔助細胞的活性較高，可能較易出現過敏疾病。

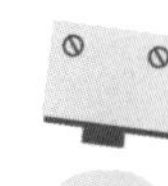

過敏反應分期 分早、晚兩期 用藥也不相同

引起過敏疾病的主要原因是因為環境中的過敏原，如塵蟎、真菌和蟑螂等，會刺激我們體內的免疫系統，產生過敏抗體，而這些過敏原特異性的 IgE 會跟在肥胖細胞上的受體結合。一旦再次接觸到外來的過敏原，過敏原與過敏抗體的接觸會導致肥胖細胞的去顆粒作用，而引起接下來的發炎反應。

嚴格來說，過敏反應可以分成早期（early phase）及晚期（late phase）兩個階段。

◆**過敏早期：**在過敏疾病的早期反應時可以觀察到一些發炎物質的釋放，包括如組織胺和白三烯素等，而這些發炎物質是導致氣管收縮、分泌物增加的主要原因。目前在臨床上經常使用的藥物如抗組織胺，或是白三烯素拮抗劑，便都是使用在第一線阻斷這些發炎物質的藥物。

◆過敏後期：但是在發炎的後期，由於有為數相當的發炎細胞會因為這些發炎物質的吸引而跑到這些局部發炎的部位，也會參與整個發炎反應，所以在過敏反應的晚期，反而是以細胞的浸潤為主。這些細胞在過敏反應部位，會分泌出更多發炎的物質，而導致一個持續性的發炎反應。如果此一發炎反應持續過久，則會造成如纖維化或是氣管的變形，一旦導致氣管的變形則不容易回復正常。也是因為在晚期出現發炎細胞浸潤的情形，才需要使用類固醇來清除這些發炎細胞。

過敏分期及使用藥物

過敏分期	過敏早期	過敏後期
使用藥物	抗組織胺或是白三烯素拮抗劑	類固醇
作用	阻斷發炎物質	清除發炎細胞

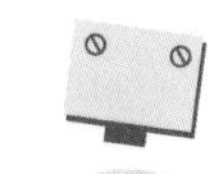

過敏與遺傳

過敏疾病與遺傳密切相關

過敏體質跟遺傳有著明顯的關係，這一點由過敏病患者通常有家族史可以明顯地看出。依據我們的統計，如果父母中其中一人有過敏疾病時，則小朋友約有三分之一的機會可能得到過敏疾病；如果兩個人都罹患過敏疾病時，則小朋友得到過敏疾病的機會高達三分之二。由上述的統計便可以看出，過敏疾病與遺傳有著非常密切的關係。另外，其他家族成員如祖父母如果有過敏疾病，也會提高疾病的發生率。

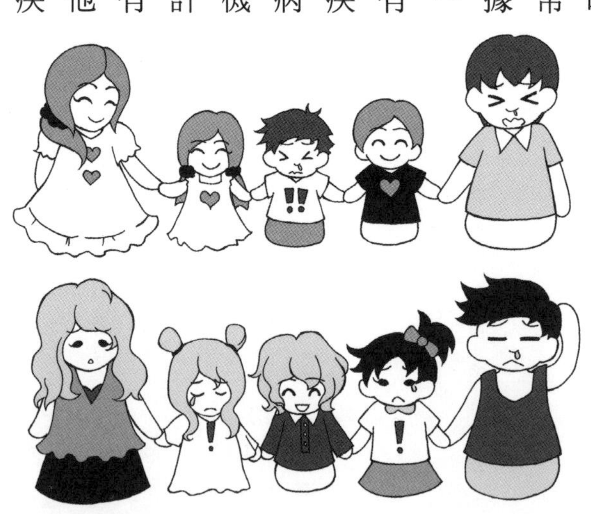

▲過敏通常有家族史。

由於過敏疾病有著非常明顯的家族遺傳背景，於是有相當多的學者想進一步了解其遺傳的形式，初步的研究結果顯示，過敏體質可能跟第五對或是第十一對染色體有關。進一步的研究又發現，第五對染色體涵蓋了許多淋巴介質的基因，我們知道過敏疾病發生與免疫球蛋白E有著極為密切的關係，而免疫球蛋白E的製造則是與一些特定的淋巴介質密不可分。相對的，第十一對染色體則與免疫球蛋白E的受體有關，而受體的多寡則會影響到肥胖細胞受活化的程度。儘管如此，跟這些淋巴介質和受體相關的疾病相當廣泛，所以不容易找出一個單一基因的異常與過敏疾病有著直接的關係。

台大小兒科的研究發現，由高危險群的嬰兒取其臍帶血檢查，發現他們的一些跟過敏相關的淋巴介質或是免疫球蛋白E比起低危險群嬰兒來得高。由此可見，一些遺傳上的體質差異還是跟疾病的發作與否有著密切的關係。

環境過敏因子 日益惡化的環境、空氣、飲食

接下來想必大家會有一個疑問，如果過敏疾病跟遺傳有著密切的關係，前人也應該同樣具有過敏體質，那麼為何以前罹患過敏疾病的人要比現在來得少？

我們在上一篇文章提到體質常是多因子影響，而且跟環境因素關係密切，過敏體質也是如此。主要還是要歸究於文明進步所帶來的環境改變，包括居住環境、空氣污染與飲食習慣和內容的改變。

◆**居住環境的改變**：由於都會區的建築物愈來愈密閉，而且大多是使用空調，空氣流通差。再加上台灣的氣候溫暖而潮濕，特別有利於一些過敏原的滋生，使屋內的過敏原的種類及濃度都增加，所以更容易將過敏體質誘發出來。

◆**空氣污染的增加**：污染日漸嚴重的空氣中所含有的臭氧、一氧化碳及二氧化硫等物質，都可能使小朋友的氣管變得更敏感，而導致

過敏病的發生率增加。

◆**飲食習慣和內容改變**：飲食內容中炸油的使用次數及含量增加，則會導致一些發炎物質如前列腺素等的增加，造成更嚴重的發炎反應。台大小兒科與台大農化營養研究室合作的一個研究中，我們分別利用炸油及新鮮油來餵食小白鼠，結果發現炸油組的老鼠會製造較高的免疫球蛋白E，而且一些發炎物質如前列腺素也比較高，可見飲食內容的確會影響到過敏疾病的發生及嚴重度。

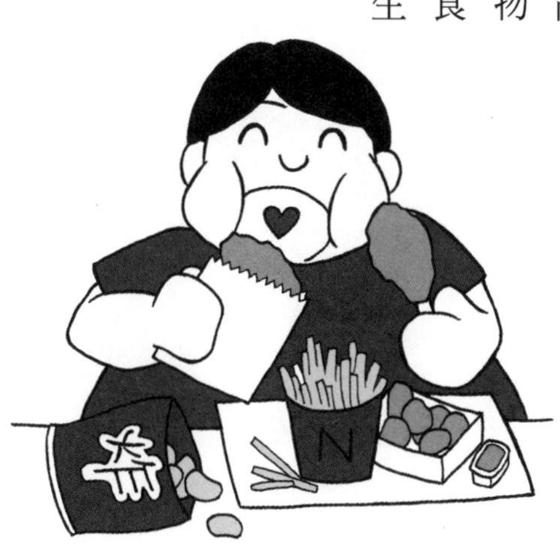

▲油炸物會導致過敏疾病的發生。

過敏小知識

高危險寶寶該如何預防過敏發生？

總而言之，由這些資料來看，過敏體質具有相當高的遺傳傾向，基本上我們無法避免而且也無從阻斷。唯一較可行的是避免環境中的危險因子，家中環境的改善、避免空氣污染的繼續惡化和飲食內容的注意等，都可以使過敏疾病的發生率減少。

對那些高危險群，也就是家族中如果祖父母、父母和兄弟姊妹有過敏疾病的小寶寶，飲食應該特別注意，媽媽們在小寶寶出生後應儘可能親自哺乳。當小寶寶出現異位性皮膚炎，而又無法餵食母乳時，則應該考慮使用低過敏奶粉。

在添加的副食品時，對一些較可能的過敏食物如蛋白、大豆製品和有殼的海鮮類也應該加以注意。如果能對這些後天的環境因素加以注意，也許可以減低過敏體質的表現。

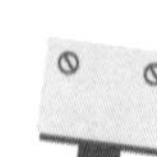

發病機轉　異位性皮膚炎的分期

基本上，異位性皮膚炎也是與第二型的T輔助細胞有關，所以當接觸到過敏原後產生的過敏抗體，就會附著在肥胖細胞的受體上，然後這些過敏抗體與過敏原聯結後會活化這些肥胖細胞，而進一步刺激肥胖細胞分泌出大量的發炎物質，包括前列腺素、白三烯素和組織胺等，這些物質即會導致氣管收縮、黏液分泌和血管擴張等，而導致皮膚的症狀。

但是異位性皮膚炎的機轉在早期和晚期還是有些不同，異位性皮膚炎早期的確是因為過敏的第二型T輔助細胞反應和IgE等所引起，但是隨著反覆的發炎卻也會讓免疫反應有些不同。即在發炎的晚期會逐漸變成以發炎性的細胞激素為主，所以浸潤的細胞也會有所改變，會逐漸變成以發炎為主的單核球和中性白血球為主。因為免疫機轉有所改變，所以還是需要使用像類固醇或是免疫抑制劑等藥物，來誘發這些T細胞和發炎細胞的凋亡，才能夠真正控制疾病產生的症狀。

皮膚組成　異位性皮膚炎的寶寶皮膚保水力較差

異位性皮膚炎的皮膚組成，也被發現與異位性皮膚炎的機轉有密切關係，我們研究室的研究發現，這些異位性皮膚炎的小朋友在血中脂肪酸的組成與正常小朋友不同，因此會導致異位性皮膚炎小朋友皮膚的保水能力較差，水分較容易經由皮膚流失。也因為如此，這些異位性皮膚炎小朋友的皮膚都較乾燥，而皮膚乾燥也讓癢感變得更為嚴重。正因為這些小朋友皮膚有這樣的變化和表現，所以使用一些適當的皮膚保養或是保濕品便有其必要性。

最近的研究顯示，聚絲蛋白（filaggrin）的基因突變與異位性皮膚炎的發生有關，聚絲蛋白主要是與皮膚的屏障有關。基本上，人類皮膚是個相當完整的屏障，可以讓細菌和外來的過敏原不容易通過。一旦聚絲蛋白出現問題，導致這些外來的細菌或是過敏原容易通過此一屏障後，便容易導致過敏反應的產生。

未來如何對這些聚絲蛋白在異位性皮膚炎的角色有更清楚的了解，甚至是否可能應用到治療上，應該也是一個重要的研究方向。

過敏小知識

寶寶出生後如何改變其免疫機轉？

媽媽在懷孕時還是會對胎兒產生免疫反應，主要是因為小寶寶有一半的遺傳物質是來自父親，所以依照免疫系統的特性，母親的免疫系統也會產生反應來對抗小寶寶。為了降低母親的免疫細胞攻擊小寶寶的機率，母親體內的女性荷爾蒙會有利於第二型T輔助細胞的發育，所以在懷孕時，母親體內的免疫系統較不會去攻擊胎兒，使懷孕過程會較為順利。但是，也因此會導致小寶寶在出生後，體內也處在第二型T輔助細胞的狀態。

過敏小知識

而出生後這種第二型T輔助細胞的狀態，會讓所有出生的小寶寶遇到外來的蛋白時，也會以有利於過敏的免疫反應方向來進行。這也是為何小寶寶在出生後不要太早接觸到外來的蛋白，尤其是飲食內的蛋白如牛奶或是蛋等，以免容易誘發過敏的反應。所以，小寶寶出生後最需要避免的就是接觸外來的食物過敏原，以免太早誘發出相關的過敏免疫反應。

但是如何能夠讓小朋友的免疫反應逐漸成為以第一型T輔助細胞反應為主呢？其實主要是需要讓小朋友在成長的過程接觸到環境中的病原體，這些病原體具有誘發第一型免疫反應的能力，可以讓這些小朋友的免疫反應逐步成為以第一型T輔助細胞為主，這便是所謂的「清潔理論」。此一「清潔理論」在這幾年已經有相當不少的研究報告支持此一理論，我們就來討論一下所謂的「清潔理論」。

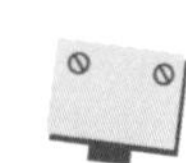

防治重要觀念

清潔理論　適度感染有助免疫力提升

這些年來，過敏疾病有逐年增加的趨勢，科學家經由這幾年的研究認為，這些年的過敏疾病增加可能與所謂的「清潔理論」有關。大規模的流行病學研究顯示，在過去五十年中一些特定的感染疾病如肝炎、痲疹、腮腺炎和風濕熱等因為病原體感染引起的疾病逐年下降；相對的，如發炎性腸道疾病、多發性硬化症、第一型糖尿病和氣喘等免疫疾病反而是逐年增加。

所以，學者開始認為在過去一世紀來，因為我們在感染疾病的預防和治療，包括疫苗的研發和抗生素的使用，讓感染疾病的發生率急遽降低。因此，研究者認為感染疾病的病原體，對人體的刺激及對人類正常免疫力的發展還是有其重要性，少了病原體的刺激反而會讓人類的免疫系統出現失調。

支持清潔理論的重要研究證據

也就是因為小朋友在出生後較少接觸到一些會促進第一型T輔助細胞的病原體，所以導致過敏疾病的增加。有一些證據支持「清潔理論」：

- 早點上托兒所的小朋友較不易過敏：美國的研究顯示，如果小朋友較早去托兒所或是幼稚園，或是因為家裡兄姐經常由學校帶回一些病原體，雖然容易出現感染的症狀，但是這些小朋友在成長時反而較少發展出過敏疾病。
- 接種卡介苗的孩子較不易過敏：日本的研究也發現，接種卡介苗（BCG）的小朋友，長大後出現過敏疾病的機會也較低，可能與卡介苗能夠誘發出相當好的第一型T輔助細胞活性也有關。
- 使用二手嬰兒床的嬰孩較不易過敏：研究也顯示，小寶寶出生後如果使用舊的嬰兒床，其以後出現過敏疾病的比例也比那些使用新床的小寶寶低。
- 在牧場出生的孩子較不易過敏：研究也發現，在牧場出生和長

大的小朋友，雖然一天到晚都接觸到牧草，但是長大後發展出過敏疾病的機會也較低。

病原體或是環境中的內毒素有助寶寶免疫發展

這些研究都顯示，小寶寶出生後適當地接觸一些病原體或是環境中的內毒素（所謂「內毒素」就是一些已經產生細菌的細胞壁或是黴菌的結構，這些內毒素具有刺激免疫細胞的功能，可以讓我們體內的免疫反應往第一型T輔助細胞的方向進行。）

所以提出「清潔理論」的學者認為，過敏免疫疾病之所以逐年增加，主要的原因在於我們目前的環境無法有效地在小寶寶身上誘發出較好的第一型T輔助細胞反應，所以導致較高的第二型T輔助細胞反應反應和過敏疾病。

也就是隨著文明的愈進步，在生活環境中接觸到病原體的機會愈來愈少；而且利用疫苗來對抗各種感染也愈來愈多和普遍，所以才導致我們的免疫系統訓練不足，無法產生較好的第一型的免疫反應，讓過敏疾病逐年增加。

過敏小知識

小朋友上托兒所後頻頻生病，應該繼續上學嗎？

大部分的細菌和病毒等病原體在感染後，會誘發一個較強的第一型T輔助細胞反應，所以小朋友上托兒所或是幼稚園後常常出現感染的症狀，雖然這會造成家長們的不安，但還是建議應該讓小朋友持續上學。

主要的考量在於幾乎所有的小朋友到托兒所或是幼稚園後，會接觸到上百種以往在家裡不會遇到的病原體，小朋友對這些沒有接觸過的病原體基本上沒有任何免疫力，當然很容易造成感染的症狀。但是長期下來，免疫力經過訓練後會逐漸增加，大概在半年或是一年後就可以發現小朋友的抵抗力明顯增加。而這些對抗病原體的免疫反應，主要還是第一型的免疫反應，除了可以對抗各種感染外，也能夠降低過敏的免疫反應。

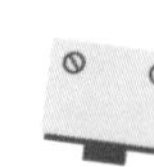

不利免疫形成的感染疾病 呼吸道融合病毒、黴漿菌、麻疹

但研究也發現，並不是所有的感染疾病都具有促進第一型免疫反應的效果，特定的病原體如呼吸道融合病毒（respiratory synthetial virus）、黴漿菌（mycoplasma）或是麻疹（measls）等，這些病原體感染後反而會導致第二型T輔助細胞的反應增加，所以感染愈多次，愈容易導致第二型T輔助細胞的發展，反而容易促進過敏免疫反應的發生。

◆**呼吸道融合病毒：**通常出現在較小的小嬰兒，以急性細支氣管炎來表現；雖然呼吸道融合病毒所引起的急性細支氣管炎，若發生在正常的小寶寶身上並不會給予藥物治療。但是若肺部有問題或是有先天性心臟病導致肺部功能缺損的小寶寶，感染了呼吸道融合病毒而給予抗病毒藥物（ribavirin）治療，其長大後氣喘的發生率是下降的。

◆**麻疹：**由於每個小朋友出生後都會接受麻疹疫苗的接種，基本上應該都有抵抗力，所以麻疹的影響應該較小。

◆**黴漿菌**：但是在這些病原體中最值得注意的是黴漿菌，因為黴漿菌最容易侵犯二至五歲的小朋友，引起的肺炎症狀包括，喘鳴聲、咳嗽和呼吸困難等，與氣喘的臨床表現相當接近，有些時候可能不容易加以區分。

此外，黴漿菌感染後所引起的免疫反應與一般病原體有些不同，黴漿菌較不容易引起足夠的免疫力來對抗下一次的感染，因此黴漿菌容易有反覆的感染。研究也指出，反覆的黴漿菌感染容易導致氣喘的發生，所以在二至五歲小朋友出現喘鳴時，便特別需要注意是否合併黴漿菌感染，有時需同時治療才能夠將疾病控制好。也就是說，大部分的病原體可以讓我們的免疫體質往第一型T輔助細胞的方向發展，但是仍然有些病原體感染愈多次，愈容易發展成過敏體質。

過敏小知識

小寶寶適合做過敏原抽血檢測嗎？

目前只要簡單地抽點血就可以測出小朋友的主要過敏原，至於檢驗試劑和方法有好幾種可供選擇，通常建議測定過敏原的年紀大約是兩歲左右。但是，如果在一歲前出現異位性皮膚炎的症狀，也可以考慮提前做過敏原檢測。

以往過敏原的測定主要是利用皮膚測試，就是將各種過敏原注射入受測者的皮內，再觀察是否會導致注射部位的紅腫反應。但是這類的檢查較為麻煩，除了導致較明顯的疼痛外，每一種不同的過敏原便需要注射一次，所以在早年常常可以看到門診接受測試的小朋友除了兩手臂外還有背部，也都滿是這些皮膚測試的注射點。而目前的過敏原測試的方法已經可以做到相當精確，因此可以利用少量的血就可以達到測定過敏原的目的。

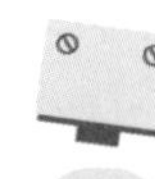

環境中常見的過敏原　食物和空氣

我們依照過敏原進入人體的途徑，將其分為食物過敏原和空氣過敏原，主要是因為這兩類過敏原所引起的疾病表現會有不同。基本上，食物過敏原與腸胃和皮膚的症狀較有密切的關係，所以經由口腔進入人體的食物過敏原，通常會造成腸胃道的症狀如腹瀉或是腹痛等，不然就是如異位性皮膚炎或是蕁麻疹之類的過敏症狀。

空氣過敏原——塵蟎、黴菌和動物毛屑

●塵蟎：台灣地區最常見的空氣過敏原當然是塵蟎，主要是因為台灣地處亞熱帶，氣候又潮濕，所以特別適合塵蟎的生長。塵蟎是八隻腳的節肢動物，針頭大小，所以肉眼看不到。塵蟎喜歡生活在25至30℃的溫度和百分之八十左右的濕度，所以位處亞熱帶的台灣是十分適合塵蟎生長的地方。

根據之前台大小兒科謝貴雄教授的調查，台灣地區平均的家庭內每克的灰塵中約有三百至五百隻塵蟎，可以說我們每個人都處在相當

高量塵蟎的暴露下，所以罹患異位性皮膚炎的小朋友一旦出現傷口，便很容易接觸到塵蟎而導致新的過敏反應。

●黴菌：當然台灣地區還有其他的空氣過敏原如黴菌和動物毛屑等，台灣因為較潮濕所以其實很適合黴菌的生長，因此黴菌過敏原大概占了約百分之二十的空氣過敏原。

●動物毛屑：而動物毛屑的過敏方面，台灣是以狗毛的過敏為主，而相對的在美國較常見的貓毛過敏在台灣反而是較少見。台灣地區貓毛的過敏較低，主要是因為台灣養貓的人口還是較少，所以貓過敏的發生率較低；但是未來隨著養貓人口的增加可能會逐漸增加。其實貓皮膚的皮脂腺會分泌出一個具有非常具有致敏性的蛋白，此一蛋白很容易導致過敏反應，這也是為何養貓一段時間後就容易出現貓毛過敏的問題。

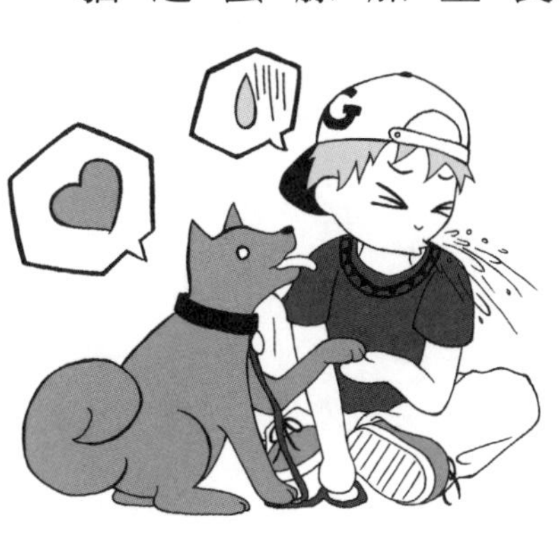

▲狗毛是主要的動物毛屑過敏原。

食物過敏原——有殼海鮮、特定水果

- 有殼海鮮：在台灣較常見的食物過敏原包括有殼海鮮，如螃蟹、蝦子、龍蝦、牡蠣、蛤等，有殼海鮮的過敏大約占了食物過敏原的百分之五十左右，可以說是最重要的食物過敏原。
- 特定水果，芒果、奇異果、草莓：在台灣常見的食物過敏原還包括一些特定的水果，如芒果、奇異果和草莓等，尤其芒果在台灣南部算是相當常見的過敏原，不知道是否與芒果樹的分布有關。

食物過敏原基本上也可以利用抽血的過敏原測試來檢查，但是要確定食物過敏，還是需要看患者食用此一特定食物後是否會出現症狀，來作最後的確切診斷。同時，有些食物過敏原是在食物油炸或是蛋白質因為不新鮮而變質時，才更容易導致過敏的反應，因此如果初期的血液檢測沒有過敏，也不要完全排除過敏的可能性。

過敏小知識

小寶寶尚未接觸成人飲食為什麼還會食物過敏？

而在小寶寶最常見的食物過敏原主要還是牛奶和蛋白，因為這類的食物過敏原是小寶寶出生後最早接觸到的外來蛋白。因此，小寶寶出生後還是建議先餵母乳，這些外來的牛奶蛋白或是雞蛋蛋白，最好還是等到約四個半月大時再慢慢以副食品的方式來添加，我們在跟大家談這些異位性皮膚炎的小朋友要如何吃時，會更詳細說明要如何幫小寶寶添加副食品（請參見P124）。當然，如果無法餵母乳或是已經餵母乳，但還是有嚴重的異位性皮膚炎時，要添加牛奶時還是需要考慮添加半水解的低過敏奶粉。

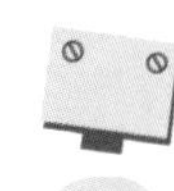

現代化問題　現代食物所帶來的添加物危機

現代人的飲食其實也遇到愈來愈多的問題，這幾年遇到的飲食問題如塑化劑、美牛瘦肉精等，其實還有在飼養家禽和家畜時可能會被添加的成長激素或是降低感染的抗生素，都可能導致人體的免疫系統往第二型T輔助細胞的方向發展，促進過敏反應。

◆**塑化劑**：先以塑化劑來說，已經有研究證據顯示，塑化劑會增加過敏疾病的發生率；我們研究室的研究也顯示，塑化劑在試管內的確也會促進第二型T輔助細胞的發育。

◆**成長激素**、**抗生素**：而成長激素早已經被發現會導致第二型T輔助細胞的活性，而食用過多的抗生素會影響腸道的菌相，有愈來愈多的證據顯示，腸道內的益生菌對人體免疫力的正常發展是十分重要的。而抗生素會將這些對人體有益的益生菌破壞掉，也會讓人類的免疫力可能下降。

過敏小知識

添加益生菌是否有助預防過敏？

這些年來有相當多的研究專注於益生菌的添加，想了解是否能夠經由益生菌的添加來促進免疫細胞的活化，而降低過敏反應。目前在較大規模的研究報告中，益生菌的添加似乎對異位性皮膚炎的症狀改善有其效果。

但是，益生菌應用到支氣管性氣喘和過敏性鼻炎的預防效果，則不同的臨床試驗所得到的結果都不同。個人推測最可能的原因應該是與菌株有關，因為不同菌株對促進免疫反應的效果可能都不同，未來可能需要更多的臨床研究才能真正回答這個問題。

懷孕期的控制

準媽媽的飲食及子宮內環境

異位性皮膚炎患者的過敏抗體檢查的結果，與氣喘病患者有著相當大的差異，主要在於異位性皮膚炎患童接受檢查時可以發現其IgE抗體會非常高，而且高的指數會比氣喘患童高很多。同時，異位性皮膚炎患童的過敏原種類通常都是相當多種，包括食物過敏原和空氣過敏原，而在食物過敏原中又以牛奶、蛋白、海鮮和特定的水果較為常見。

準媽媽的飲食因素

當然還是有許多爸爸媽媽很疑惑：「為何我家的小朋友並沒有吃過這些食物，卻會出現這些陽性的過敏原？」目前對造成這種表現的真正原因還不是很清楚，但是有可能是在懷孕期間，母親過敏體質所表現的特定分子通過胎盤後跑到小朋友身上，便會影響到小寶寶免疫細胞的改變。

因為母親的過敏體質的確對小寶寶未來是否會發展出過敏疾病會有影響，所以在懷孕期間也需要小心注意控制過敏症狀。而在懷孕期間基本上主要是避免會引起自己過敏症狀的食物，如果是不會過敏的食物，即使如牛奶、蛋和魚應該還是可以吃，因為孕婦還是需要有足夠的營養。

子宮內的環境因素

之前我們提到過敏免疫反應主要是因為免疫系統的B細胞會製造IgE抗體，而IgE抗體的產生是需要由最早製造IgM的B細胞在第二型T輔助細胞的幫忙下，才能夠將IgM轉換成IgE，而導致過敏抗體的製造。因此，是否在這些異位性皮膚炎的小寶寶是否在體質上對第二型T輔助細胞的刺激特別敏感，且在子宮內就出現這些改變而導致過敏抗體濃度特別高及種類也較多。當然，這些可能的機轉還是需要作更進一步的研究，才能真正釐清這方面的疑惑和機轉。

治療黃金期

1歲半前為異位性皮膚炎改善的「黃金期」

異位性皮膚炎的小寶寶在出生後最早接觸到的過敏原當然還是以食物為主。但是隨著小朋友開始會逐漸去抓，而導致有愈來愈多的傷口出現，這時空氣過敏原便會進入傷口而導致另外的過敏反應。

所以，在這些異位性皮膚炎的患童身上，還是需要注意儘可能不要讓患者的過敏原由食物過敏原轉成空氣過敏原，一旦轉成空氣過敏原，好起來的機會就相對降低。這也是為何我們在下面的章節會特別強調小時候的異位性皮膚炎最好能夠在一歲半以前控制好，將一歲半定為異位性皮膚炎改善的「黃金期」。

因為抓傷而導致空氣過敏原引起的異位性皮膚炎，塵蟎和金黃色葡萄球菌腸毒素不可能經由腸道大量攝食，因此不會有口服耐受性的機轉來加以調控。因此一旦過敏原轉成空氣過敏原，就會進入惡性循環的階段，不容易真正好起來。

區分異位性皮膚炎與其他皮膚疾病

胖妞出生後在頭部和臉上就出現一層厚厚的黃黑色的痂，而且在眉毛上也出現類似的黃色分泌性皮屑。後來在臉上、耳朵後和脖子上也陸續出現一些濕疹性的皮膚病變。有些人看到後跟爸爸媽媽說是脂漏性皮膚炎，但也有人說是異位性皮膚炎，爸爸媽媽覺得很困擾，也擔心胖妞的皮膚會變得更嚴重，所以便帶來小兒過敏免疫科求診。

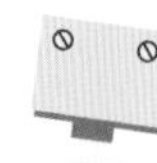

區分皮膚疾病

小寶寶常見的皮膚症狀

在出生後小寶寶最常出現的皮膚症狀包括，脂漏性皮膚炎、尿布疹和異位性皮膚炎等，究竟這幾種皮膚疾病在這些小寶寶的臨床表現如何來加以區分呢？所以在這個章節就為大家簡單介紹一下其他常出現在小寶寶身上的一些皮膚疾病，讓爸爸媽媽們可以遇到這些皮膚的症狀時能夠作個簡單的區分。

小寶寶出現的皮膚症狀中，異位性皮膚炎是其中較常見的皮膚疾病，但是還是需要與其他皮膚疾病來加以區分。當然，其中好幾種不同的皮膚疾病都可以使用如類固醇或是免疫抑制劑來加以控制，但還是需要將這些疾病的鑑別診斷分清楚，才能夠真正將皮膚疾病治療好。

脂漏性皮膚炎 最早出現的皮膚炎

◆成因與分布：脂漏性皮膚炎可能是小寶寶出生後最常和最早出現的皮膚炎之一，小寶寶在出生後因為皮脂腺較發達所以分泌較多，便經常可以發現在特定油脂分泌較多的部位如頭皮、臉和皺褶處。最常看到的是在頭皮上會出現厚厚的黃黑分泌性皮屑，當然還是會造成一些困擾。由於脂漏性皮膚炎出現的時間較早，有時會持續到四至五個月大才逐漸減少。

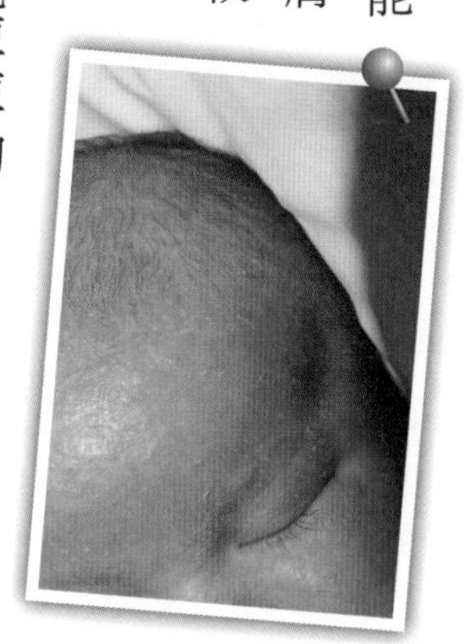
▲脂漏性皮膚炎。

◆改善方式：如果頭皮上的脂漏性皮膚炎引起的黃色分泌物過多，也可以在小寶寶每次洗頭前使用紗布沾嬰兒油或是麻油幫小朋友擦頭，讓這些油能夠逐漸讓這些厚厚的皮脂腺分泌物溶解，再幫小寶寶洗頭，這樣持續一段時間下來就可以逐漸改善症狀。

◆治療：脂漏性皮膚炎如果侵犯到其他皮脂腺分布較多的部位如頭皮、眉毛、鼻側、嘴邊、耳朵和耳後等地方，也會導致局部的紅疹，如果紅疹較嚴重時可以使用類固醇來治療，應該可以在短時間就正常恢復。

過敏小知識

如何區分脂漏性皮膚炎與異位性皮膚炎？

脂漏性皮膚炎有些時候與異位性皮膚炎不容易區分，甚至有可能會重疊而更不容易區分。當然在這種情形下，由於兩者的表現都與濕疹較為接近，因此還是可以使用治療濕疹或是異位性皮膚炎的藥膏來加以控制，可以讓症狀較為減輕。

口水疹 年紀大一點即可改善

◆成因與分布：小寶寶出生後因為較容易流口水的關係所以會在嘴邊產生濕疹，這類因為口水而造成的濕疹就稱為口水疹。這些口水疹當然較容易出現在嘴巴四周，但有時小朋友在睡覺時口水會往下流趴睡的寶寶，兩頰就容易有口水疹的濕疹表現。

◆改善方式：這類的口水疹只要能夠避免，如經常擦拭，或是年紀再大一些就可以逐漸改善。

◆治療：當然也可以使用一些如氧化鋅（zinc oxide）的收斂劑，或是更嚴重時使用一些類固醇的藥膏來改善皮膚的症狀。

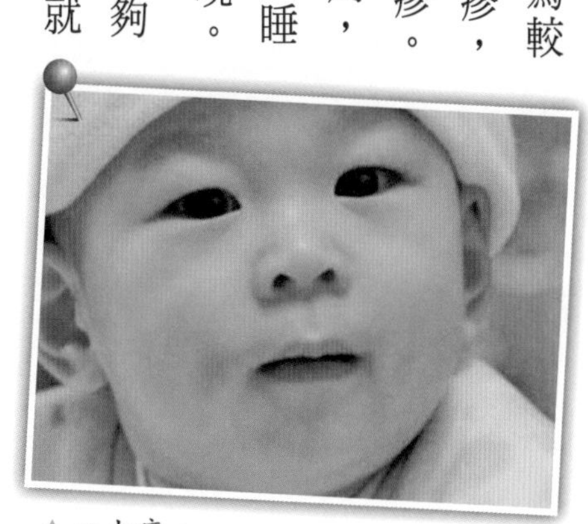

▲口水疹。

過敏小知識

如何區分口水疹和異位性皮膚炎？

通常口水疹會較固定在嘴唇四周，如果注意保持乾燥應該就會改善；相對的，異位性皮膚炎的皮疹範圍會較大，涵蓋了臉頰、耳朵後和脖子等處，而且其皮疹通常是一整片而且邊緣有些浮起。當然，如果無法確定時最好還是帶給專科醫師檢查一下較好。

痱子和濕疹 氣候濕熱易產生

◆成因與分布：在夏天或是氣候較為濕熱的情形下，許多小朋友都容易在如脖子或是手腳皺褶處流汗，這些容易流汗的地方便容易出現痱子，更嚴重時就會成為濕疹。由於痱子也會出現在脖子和手腳關節的皺褶處，所以有時也會與異位性皮膚炎不容易加以區分。同樣的，如果原本這些部位已經有異位性皮膚炎時，也會因為流汗所造成的濕疹而變得更嚴重。

◆**改善方式**：要避免因為流汗引起的痱子導致異位性皮膚炎的症狀加重，還是需要注意一下小寶寶生活的環境。

◆**治療**：不論是流汗所造成的濕疹或是異位性皮膚炎，使用類固醇來治療都會改善。當然，爸爸媽媽們當然不是很樂意使用類固醇來治療痱子，也可以先使用痱子膏，或是如抗組織胺的藥膏先擦，再注意流汗後的乾爽，應該就可以改善。

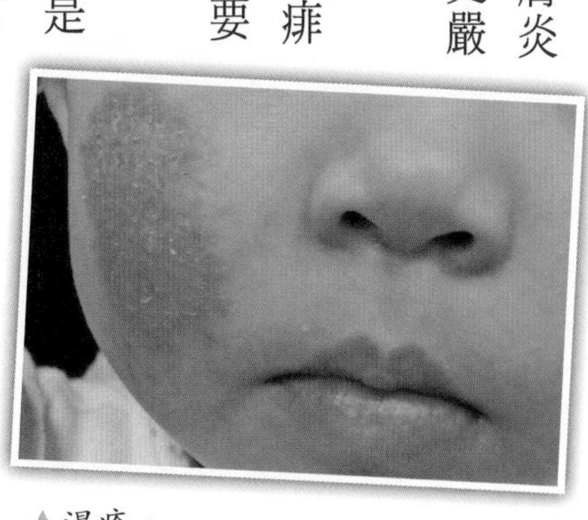

▲濕疹。

尿布疹　包尿布階段易引起

◆成因與分布：尿布疹顧名思義就是在包尿布階段出現的皮膚疹子，其起因與包尿布的皮膚容易接觸到小寶寶的排泄物，雖然大多數的父母親和保姆可能都在極短的時間便更換尿布，但是那些排泄物還是會在極短的時間內就導致皮膚症狀。

◆改善方式：由於尿布疹基本上也是因為皮膚刺激物所造成的濕疹，所以應注意皮膚的乾爽。

◆治療：使用收斂劑或是類固醇來加以治療，應該都可以得到不錯的治療效果。但是需要注意的是，尿布疹的部位也很容易合併念珠菌感染，一旦有念珠菌感染就更容易出現「紅屁股」的表現。念珠菌感染會讓皮膚變得非常紅，所以一旦出現這樣的表現就需要使用抗黴菌藥物來一起治療。

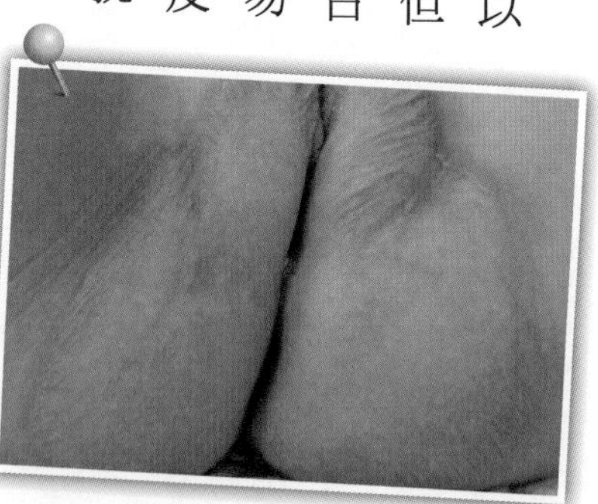

▲尿布疹。

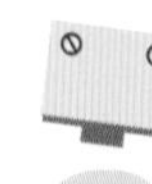

蕁麻疹 最常見的皮膚過敏症狀

◆成因與分布：蕁麻疹是食物過敏最常見的皮膚過敏症狀，其主要特徵就是先會出現小紅色皮疹，如果抓的話就會變得突起而且範圍變大，癢得很厲害。急性蕁麻疹大都是因為吃到過敏的食物所引起，少數是因為感染疾病而造成，疹子全身都會出現而且非常癢。至於所謂的「慢性蕁麻疹」，通常慢性蕁麻疹會經年累月，可能在患者情緒緊張或是在較熱的環境下就突然出現，而過一段時間可能就消失。

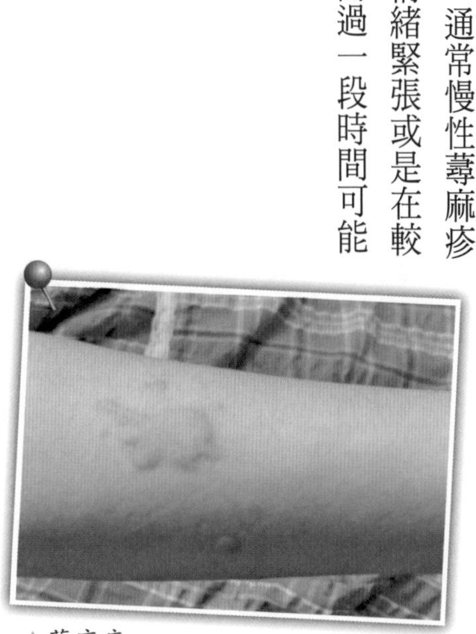

▲蕁麻疹。

◆改善方式：蕁麻疹最大的特徵是出現的疹子會突然消失而在其他部位又長出疹子，俗稱為「風疹塊」，就是形容會隨時出現和消失。急性蕁麻疹在食物過敏症狀消失後即可改善；慢性蕁麻疹的症狀則可透過情緒的舒緩，及改善吹風及過熱的環境稍加舒緩。但還是要強調一下，慢性蕁麻疹目前已經認為不是過敏機轉所引起的疾病，反而是與自體免疫的機轉有關，以後有機會再來談一談有關慢性蕁麻疹的問題。

◆治療：急性蕁痲疹幾乎都需要使用抗組織胺和短期的類固醇來治療才能加以控制，如果控制有效應該可以在幾天後疹子逐漸消失。慢性蕁麻疹由於不完全是過敏的因素，因此除了抗組織胺外，也需要隨著生活習慣的改變，壓力和荷爾蒙的因素消失後才能夠控制得更好。

過敏小知識

慢性蕁麻疹的機轉與急性蕁麻疹是否不同？

慢性蕁麻疹與急性蕁麻疹的機轉相當不同，目前的研究較同意急性蕁麻疹是屬於過敏的反應；而慢性蕁麻疹的過敏成分就較低，甚至許多研究認為慢性蕁麻疹與自體免疫反應較有關。同時，慢性蕁麻疹的症狀似乎與情緒緊張和吹風或是過熱等都有關，也就是與神經系統和荷爾蒙較有關係，似乎不是單純的過敏而已。

最近的研究顯示，在慢性蕁麻疹的患者會出現抗免疫球蛋白E受體的自體抗體，這些自體抗體會連在肥胖細胞的免疫球蛋白E上而導致肥胖細胞的活化，這樣就可能引起蕁麻疹的症狀。此外，也有一些研究顯示，慢性蕁麻疹的發病可能與幽門桿菌的感染有關；所以臨床上只要接受檢查確定是否有幽門桿菌並如果有接受治療後，應該也可以改善蕁麻疹的發生。

多形性紅斑 與特定感染及藥物有關

◆成因與分布：多形性紅斑（Erythema multiforme）是另外一種皮膚病變，主要與一些特定的感染如單純皰疹病毒，或是在兒童常見的黴漿菌感染有關；也可能是因為使用如磺胺劑或是抗癲癇藥物造成。所以其皮膚病變的發生也是與免疫機轉有關，只是對其真正的發生原因並不是很清楚。

多形性紅斑以紅色的丘疹為主，這些紅色丘疹在四肢、軀幹和臉部都可以對稱性地出現。多形性紅斑最大的特徵是會出現兩圈以上的同心圓紅斑，稱為標靶徵象（Target Sign）；這是在多形性紅斑最具特色的一種皮膚表現。多形性紅斑更嚴重時會侵犯到黏

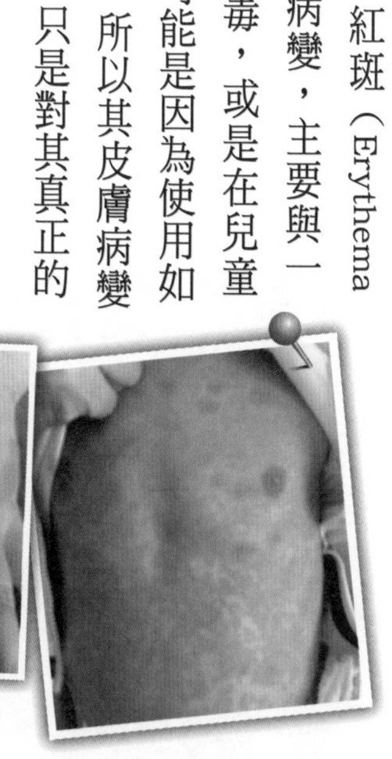

▲多形性紅斑。

膜，甚至會合併高燒和關節疼痛等全身性症狀。

◆改善方式：如果懷疑多形性紅斑的發生與藥物有關，就需要立即停藥。

◆治療：為了控制病情，可能需要使用全身性類固醇或是靜脈注射的免疫球蛋白，同時也要避免造成進一步的皮膚感染。

體癬 黴菌感染引起

◆成因與分布：由於台灣位處亞熱帶所以氣候較潮濕，因此其實很容易出現黴菌的感染而成為體癬。體癬就是黴菌感染，就如同「香港腳」一般，黴菌感染到腳就是所謂的足癬，而感染到全身的各部位就是體癬。黴菌感染可能一開始是以小紅疹來開始，但是會逐漸變大，而呈現出周邊突起中間較平的皮膚表現，同時體癬的部位有時也會有水泡和奇癢無比的感覺。

◆改善方式：保持身體乾燥，如吹冷氣或穿著寬鬆吸汗且透氣的衣物，流汗過後應立即擦乾。如果家裡大人有香港腳的問題，更需要注意要治療，而且衣物也需要分開洗滌。

◆治療：如果要確定是黴菌的感染，可以由皮膚的病變部位刮下一些皮屑，利用氫氧化鉀溶液來看看是否可以看到黴菌的分枝，如果看到就可以確定診斷。但是並不是所有的黴菌感染都可以利用這樣的方式來確定診斷，有時還是需要由臨床上的皮膚表現來作診斷和治療。當然，體癬還是需要使用外用的抗黴菌藥物才能治療好。

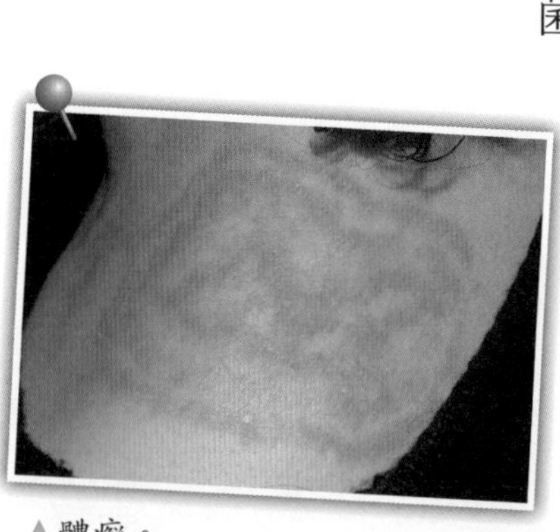

▲體癬。

過敏小知識

體癬合併異位性皮膚炎時該如何治療？

有時，體癬也會合併異位性皮膚炎出現。尤其是異位性皮膚炎的皮膚部位經過長期的抓傷和擦藥，其實對外來病原體的屏障都已經變得較為脆弱，因此遇到外來的黴菌也就很容易受到感染，所以在異位性皮膚炎的病灶上又出現黴菌感染也是可能的事。如果真的在異位性皮膚炎的病灶上又出現黴菌感染，在藥物使用時除了異位性皮膚炎的藥膏外，也需要加上抗黴菌的藥物一併治療才行。

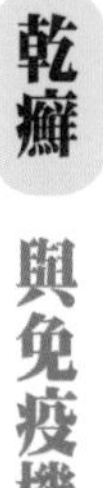

乾癬與免疫機轉相關

◆成因與分布：乾癬是另外一種可能較不容易治療的皮膚病，目前對其真正發生的機轉還不是很清楚。乾癬就是俗稱的「牛皮癬」，主要發生在二十至三十歲的年輕人，但是小朋友也會出現此一臨床表現。

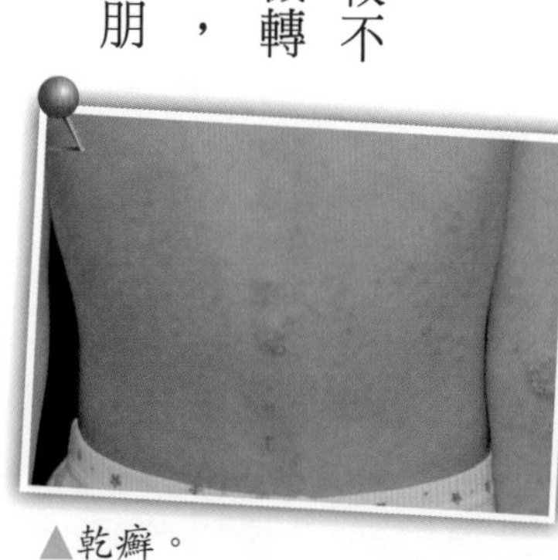

▲乾癬。

我們目前常看到的乾癬稱為尋常性乾癬，其皮膚表現主要分布在頭皮、四肢伸側和軀幹等部位，主要的表現是可以看到一個個獨立和大小不一，境界分明的紅色疹塊；但有時也會融合成一大片，上面會有銀白色的鱗屑。如果用力搔抓，可以看到出現點狀的出血點，這稱為 Auspitzs 現象。但是，乾癬其皮膚表現有時與一般的體癬和異位性皮膚炎等症狀都不易區分。

◆改善方式：乾癬目前認為是免疫細胞的過度反應，可以使用局部的藥物來控制外，口服的藥物反而是治療的主要重點和方向。

◆治療：乾癬被認為與免疫機轉有關，因此治療上也是使用類固醇或是免疫抑制劑。

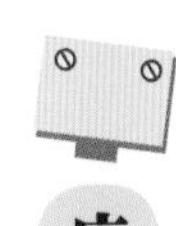

疥瘡 疥蟲叮咬造成的皮膚病變

◆成因與分布：疥瘡是由疥蟲叮咬而造成的皮膚病變，疥蟲是因為一種寄生在皮膚表面的寄生蟲，會在皮膚產生極具癢感的疹子。疥蟲喜歡侵犯人體皺褶及較柔軟的部位，所以特別容易在人的手指間、腳趾縫、腋下或是下腹等地方長出這些奇癢無比的疹子，而且在晚上會特別明顯。疥瘡的皮疹會非常癢，所以也會抓得很厲害，便會出現類似濕疹的臨床表現。由於疥蟲是由人傳染給其他人，因此萬一有家人得到疥瘡便很容易傳給其他人。

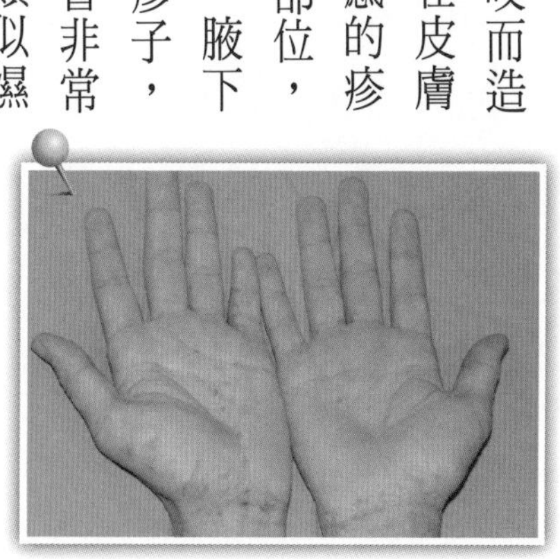

▲疥瘡。

◆改善方式：要將家人的內衣褲、床單和被單利用六十℃以上的熱水燙過，便可以將殘存在這些地方的疥蟲殺死而達到徹底清除的目的。

◆治療：目前針對疥瘡的治療，需要塗抹一些可以殺死疥蟲的藥物才能夠加以改善。

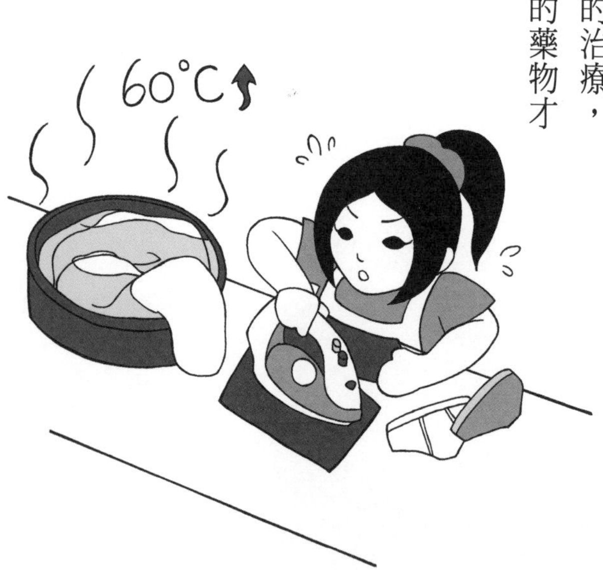

▲ 60℃的熱水有助殺死疥蟲。

毛囊炎 搔抓傷口造成的細菌感染

◆成因與分布：由於異位性皮膚炎會很癢，所以患者常常會去抓而出現許多傷口，導致皮膚表面細菌的感染。這些細菌如果引起毛囊發炎，就成為所謂的毛囊炎。這些皮膚的感染除了毛囊炎外，也會導致更嚴重的皮膚感染，甚至有可能會造成蜂窩性組織炎。在臨床上，甚至還看到有些患者因為蜂窩性組織炎而導致敗血症和敗血性休克等情形。

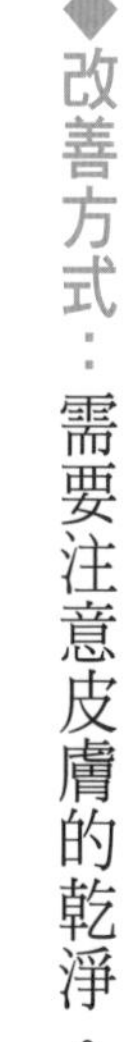

◆改善方式：需要注意皮膚的乾淨。

◆治療：合併抗生素治療。

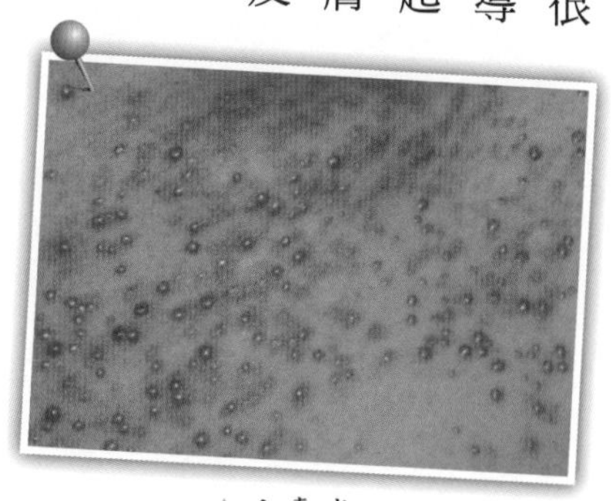

▲毛囊炎。

常見皮膚病	原因	常見部位	緩解方法
脂漏性皮膚炎	皮脂腺發達	頭皮、臉、皺褶處	洗頭前使用紗布沾嬰兒油幫小朋友擦頭，讓這些油能夠逐漸讓這些厚厚的皮脂腺分泌物溶解，再幫小寶寶洗頭
口水疹	口水	嘴唇四周	年紀大些會自行改善，必要時可使用氧化鋅的收斂劑
痱子	流汗	脖子、手腳皺褶處	穿棉質吸汗的衣物，保持室內通風等。
濕疹	流汗、悶熱的環境	脖子、手腳皺褶處	使用類固醇
尿布疹	長時間接觸排泄物	臀部	保持皮膚乾爽

蕁麻疹	食物過敏	任何部位都有可能	使用抗組織胺、短期類固醇
多形性紅斑	原因不名	四肢、軀幹、臉部等部位，對稱性地出現	若與藥物有關，應立即性停藥。閉要時使用全身性類固醇或靜脈注射免疫球蛋白
體癬	黴菌	全身各部位	抗黴菌藥物治療
乾癬	原因不名的免疫機轉	頭皮、四肢伸側、軀幹等	使用類固醇、免疫抑制劑
疥瘡	疥蟲叮咬	手指間、腳趾縫、腋下或是下腹等	身體的各個部位塗抹可以殺死疥蟲的藥物
毛囊炎	細菌感染	塗抹可以殺死細菌的藥物	需要注意皮膚的乾淨；合併抗生素治療

筆記欄
改

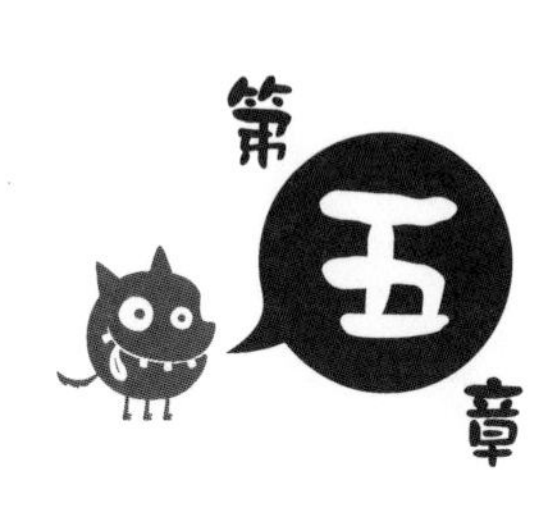

異位性皮膚炎的控制和治療：寶寶如何吃？

小虎目前四個月大，但是身上已經出現非常嚴重的異位性皮膚炎症狀。媽媽也依照建議，小寶寶出生後就一直哺餵母乳，但他還是出現嚴重的異位性皮膚炎。

媽媽對是否要減少母乳的哺育和何時開始餵食副食品都覺得很困擾，究竟要如何才能夠改善小寶寶的皮膚症狀呢？

治療基本原則 1歲前的飲食控制

其實筆者一直想花些時間寫這本書主要希望是將自己長期照顧異位性皮膚炎的經驗與大家分享，尤其是在一歲前的小朋友如果能夠早些控制好，便有機會能夠完全治療好。

有關異位性皮膚炎的治療可以分成兩個階段來考量，我簡單地分成兩個階段和兩個基本原則：就是「吃」和「抓」。如果能夠在一歲前注意小寶寶的吃，也就是避免那些會導致過敏的食物；而在兩歲以後不斷提醒小朋友避免去抓出現異位性皮膚炎的部位，就能夠有效地將異位性皮膚炎控制好。因此，在這個章節中，就先跟大家介紹一下要如何「吃」才能夠改善異位性皮膚炎。

飲食改善要點　避免過早接觸外來蛋白

人類的免疫細胞在局部的免疫器官接觸到外來的抗原，包括由皮膚傷口進入血液的病原體，會經由血液循環而跑到局部的淋巴結或是脾臟細胞，並分別在這些淋巴器官產生免疫反應。

而在這些免疫器官所產生能夠對抗或是認識這些病原體的免疫細胞，會再隨著血液跑到身體各部位，以清除掉散佈到全身的病原體或是抗原。這一種免疫細胞在體內的循環，學者稱為「淋巴細胞的交通」。

由於皮膚的免疫系統與腸道的免疫系統有著非常密切的關係，研究也發現，黏膜的免疫細胞會循環到皮膚的免疫系統。因此，可以觀察到**在小時候吃到會引起過敏的食物，便容易出現異位性皮膚炎；而長大後吃到如海鮮或是水果等過敏原，則容易導致蕁麻疹**。

小朋友在出生後最早接觸到的外來蛋白通常都是經由食物，如最早接觸到的配方奶粉，或是其他食物中的蛋白，如雞蛋裡的蛋白。因此，這幾年照顧異位性皮膚炎小朋友的經驗，發現**飲食的避免和改善，其實遠比要一直使用皮膚的外用擦藥來得有效多了**。當然，一歲半以上的小朋友，皮膚症狀可能便與飲食較沒有關係，這些小朋友的皮膚症狀控制反而與抓較有關。

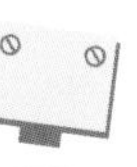

飲食與過敏　降低皮膚過敏需由食物著手

由上述我們得知，免疫系統的免疫細胞受到刺激後會在體內到處循環，而到作用部位後可以進行相關的功能，進而達到免疫反應的效果。所以腸道免疫器官所產生的免疫細胞，會經由血流到達皮膚的部位，也可以在局部的地方引起免疫反應。因為皮膚與腸道的免疫細胞的循環是一致的，所以皮膚在淋巴系統上是被歸類在黏膜免疫系統中。

這也是為何腸道的過敏經常容易表現在皮膚上，如嬰兒期的牛奶或是蛋白等腸道過敏原，容易讓異位性皮膚炎惡化；而成人吃到如有殼海鮮或是芒果等造成食物過敏，最容易出現的症狀是皮膚的蕁麻疹。所以要降低皮膚的過敏症狀，還是需要由食物來著手。

食物的過敏可以在年紀較大時因為產生口服耐受性而逐漸改善，因此只要在嬰兒期避免接觸這些會引起過敏的食物，如牛奶、蛋白、有殼海鮮和堅果類的食物，避免引發過敏反應，那麼約一歲或是一歲半時，還是可以重新再嘗試這些相關的食物。

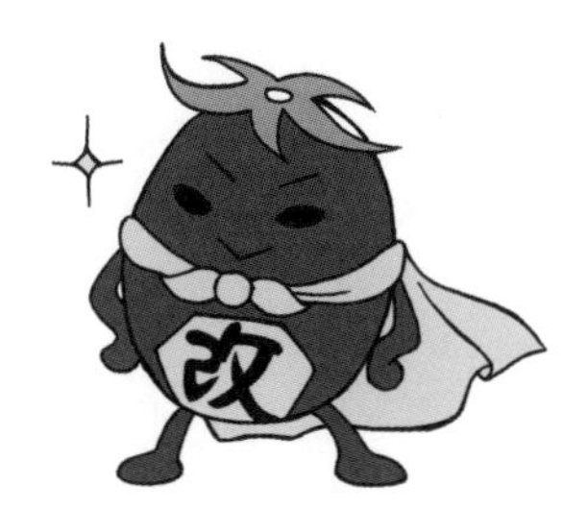

▲基因改造番茄可能有助改善過敏症狀。

口服耐受性　免疫系統的基本特性

人類的免疫系統基本上是被設計來對抗外來的病原體，所以會對任何外來的蛋白產生免疫反應，這是免疫系統的基本特性。但是，大家是否會想到一個問題：「如果免疫系統會對所有外來的蛋白都產生免疫反應，那會不會對我們所吃進去的食物如牛肉或是豬肉等，也都產生免疫反應？」

答案是「不會」，人體的免疫系統一旦成熟後，對經由口腔攝取的蛋白質會逐漸發展出耐受性，不會產生較強的免疫反應。這樣的免疫反應有其生理上的意義，因為經由口服進來的食物原本就是要經由消化，然後成為人體的營養素加以吸收；如果免疫系統還要針對這些經口攝取的食物產生明顯的免疫反應，其實是有些浪費人體的能量資源和作白工。

在嬰兒期由於腸道的屏障較不成熟，所以不論吃下哪一種食物中的蛋白都會導致較強的免疫反應，更由於小寶寶出生後，其身體的免疫體質較偏第二型的Ｔ輔助細胞，所以就容易造成過敏反應。但是，在成長過程中腸道的屏障會逐漸成熟，同時我們的免疫系統會產生一種稱為「口服耐受性」的機轉，讓由腸道進入的食物蛋白不會產生較強的免疫或是過敏反應。

口服耐受性的機轉

口服耐受性的產生與免疫系統的反應有關，所以在免疫系統逐漸成熟後，也會產生出免疫細胞可以抑制這些由口腔進入人體的外來蛋白。目前對口服耐受性的免疫機轉，主要是認為由口腔進入的蛋白會誘發出能夠調控的免疫細胞，而這些具有調控能力的免疫細胞，可以抑制這些蛋白質的免疫反應，而產生口服耐受性。另外，有一種機轉是認為在高量抗原的刺激下，可以讓這些抗原特異性的Ｔ細胞不反應，而出現口服耐受性。目前在治療過敏疾病如氣喘或是過敏性鼻炎時會使用「舌下減敏療法」，其主要的機轉也是經由類似口服耐受性的方法，來達到抑制免疫反應的目的。

因為口服耐受性的關係，每個人長大後除了少數體質較特別的人外，我們是不太會對外來的蛋白產生免疫反應。所以，**如果能夠在嬰兒期避免接觸到那些會引起過敏的飲食，長大後即使再接觸相同的蛋白就不會引起過敏的反應**，所以爸爸媽媽們可以放心。這也是為何要提出小寶寶異位性皮膚炎控制的「黃金期」為一歲半，就是針對那些在一歲前過敏的小寶寶，需要在一歲前儘量避免接觸那些會引起過敏的食物，先改善異位性皮膚炎的可能症狀。而這些症狀的改善需要在一歲半以前達到，而隨著我們免疫系統的「口服耐受性」機轉的成熟，小朋友就有機會完全好起來。

過敏小知識

塵蟎基因改造的番茄可以改善過敏症狀？

之前台大研究團隊曾經發表將塵蟎的基因送入植物中，培植出塵蟎基因轉殖菸草和番茄，再利用這些基因轉殖的作物來餵食過敏的小老鼠，結果發現這些小老鼠的呼吸道發炎反應可以得到改善。

而利用這些基因改造作物餵食小老鼠所得到改善的一個主要機轉便是口服耐受性。就是餵食小老鼠較高量的蛋白，誘發出口服耐受性而達到治療過敏疾病的目的。大家也許都會問，如果這種塵蟎基因改造的番茄真的可以改善過敏的症狀，那為何沒有讓這些能夠表現塵蟎蛋白的番茄上市？其實主要還是因為考慮到環保和法律規範，這些基因改造作物是否可能會導致環境中的污染；轉殖到植物中的基因或是載體，是否會進一步影響到大自然中的野生植物？這是最重要的考慮因素。

但是，此一疑慮其實也是可以加以避免，就是這類基因改造作物可以在密閉的溫室中來繁殖，這樣就不會有造成環境污染的疑慮。至於基因改造作物會導致過敏的問題，由於目前市面上已經有相當多的基因改造作物如玉米等，都已經出現在市面上，而衛生署對市面上已經有的基因改造作物可能會引起過敏已經有規範，所以只要依照衛生署的規範來進行，便應該可以避免可能的過敏問題。

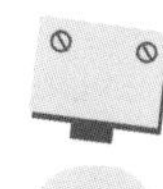

妊娠期預防　準媽媽的飲食注意事項

然而，有些特定的食物如花生和堅果類已經在研究上發現，這些特定食物在吸收後分解成小分子，分解的小分子有可能會經由胎盤到小寶寶身上引起過敏反應。

此外，一些較容易引起過敏的食物如有殼海鮮螃蟹、蝦子、干貝、鮑魚和牡蠣等，雖然還是可以吃，但還是提醒不要一次吃過量（如蝦子每餐3至5隻的量，不要因為喜歡就拼命吃），否則可能還是會有引起小寶寶過敏的情形。至於牛奶和其他肉類，由於媽媽在懷孕期間還是需要足夠的營養，不然會影響到小寶寶的生長和發育，所以如果不是對牛奶和肉類有明顯的過敏症狀，應該還是要正常攝取。

妊娠期可多食用益生菌及蘋果、深海魚

那麼妊娠期該怎麼吃，才可以改善小寶寶的皮膚過敏症狀？我想這也是許多母親們所關心的問題，就是是否可以經由飲食的改變來改善皮膚的症狀。最近最受到大家注意的當然是益生菌，在二〇〇一年

發表在國外知名期刊的論文便顯示，媽媽在懷孕時添加益生菌，而小朋友出生後也繼續在飲食中添加益生菌，結果這些小朋友兩歲時發生異位性皮膚炎的比例，只有對照組的一半。

坊間的益生菌相當多，當然家長們會問要如何來選擇益生菌的種類，國內目前已經針對健康食品進行認證，所以大家可以參考一下這些產品是否有小綠人（健康食品的認證標誌）來作為選擇的參考。後來又有一些其他研究，也發現媽媽在懷孕時如果多攝取蘋果和深海魚（如鱈魚、鮪魚和鮭魚等），也可以降低小朋友發生異位性皮膚炎的機會。

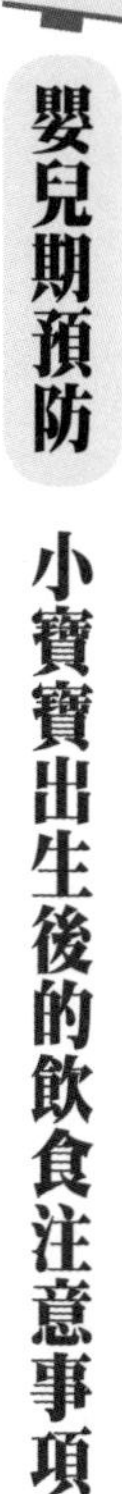

嬰兒期預防

小寶寶出生後的飲食注意事項

對那些具有過敏體質家族史的小寶寶，通常會建議小寶寶要由出生後便開始注意飲食，包括母乳哺育、餵食低過敏食物和不要延後餵食副食品的時間。小寶寶出生後便需要注意這些問題，才能夠逐漸改善異位性皮膚炎的過敏反應。尤其是針對那些有過敏體質的小寶寶，我們更是建議要從小注意飲食，才能夠從小就避免那些較易引起過敏症狀的食物，避免在小時候就出現異位性皮膚炎的症狀。

母乳哺餵有助降低異位性皮膚炎發生

小寶寶的免疫力除了在懷孕期間，母親的抗體可以通過胎盤而傳給小寶寶；小寶寶出生後當然還是先考慮母乳哺育，因為媽媽在生產後一週內的母乳稱為初乳，初乳內含有較高量的 IgA 抗體，而這些抗體可以提供出生後的小寶寶最好的抵抗力。

此外，母乳中所含有的養分對小寶寶來說也較容易吸收；而母乳中所含有的一些特定分子如乳鐵蛋白、溶菌酶和一些抗氧化物，可以幫助小寶寶對抗外來的病原體。母乳中還有一些上皮細胞生長因子和其他組織的生長因子，可以幫助小寶寶。

而且，母乳也可以幫忙小寶寶腸道中的益生菌生長，已經有許多研究顯示，小寶寶腸道中的益生菌是有助於未來免疫力的發展。因此，小寶寶出生後還是要先優先考慮母乳哺育，對異位性皮膚炎發生的降低和營養等都有助益。目前大多數的國內外醫學會也都建議，小寶寶出生後應該餵母乳約四個半月到六個月，不論是在營養上或是過敏的預防上，對小寶寶都是最好。

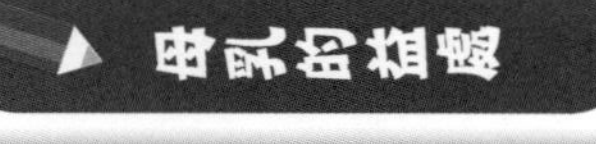

母乳成分	對寶寶的功效
初乳內高量的 IgA 抗體	增加抵抗力
乳鐵蛋白 溶菌酶 抗氧化物	幫助對抗外來的病原體
●上皮細胞生長因子 ●其他組織的生長因子	幫助正常組織的成長
益生菌	●有助寶寶腸道中的益生菌生長 ●有助免疫力發展

哺乳媽媽的飲食要如何注意？

媽媽們一定會想知道在餵母奶期間是否也要針對一些容易引起過敏的食物來加以避免，才能夠讓小朋友比較不會出現過敏的問題。目前對於媽媽的飲食其實並沒有太多限制，但如果媽媽原本就對一些特定的食物有過敏的情形，這些食物當然需要加以避免，其他的食物應該還是可以食用，**因為小寶寶在出生後主要的營養都來自媽媽，所以如果媽媽的營養不良時，也會連帶讓小寶寶的生長受到影響。**

媽媽如果本身沒有對牛奶過敏，懷孕時還是可以食用奶類，因為牛奶可以補充鈣和其他營養素，對懷孕媽媽和胎兒的健康還是很重要的。但是這兩年的食品安全問題，可以了解如塑化劑和順丁烯二酸等食品添加物在生活中還是存在，如果要避免攝取過多這些添加物，還是要減少攝取加工食品。

過敏小知識

小寶寶已經餵母乳卻出現異位性皮膚炎時怎麼辦？

我們最近在門診看到不少媽媽帶著小寶寶來求診，這些小寶寶都是出生後便一直接受母乳的哺育但還是出現嚴重的異位性皮膚炎。如果出現這樣的情形時，應該要如何照顧較好？如果媽媽已經餵母乳，但小寶寶還是會出現異位性皮膚炎時，首先當然先需要提醒媽媽注意自己的飲食，需要先避免如花生之類的堅果類食物，而有殼的海鮮也需要避免一次吃過量（如蝦子就如每餐3至5隻的量，不要因為喜歡就拼命吃）。

萬一媽媽們都已經注意這些飲食的細節，但是小寶寶的皮膚症狀還是沒有改善，則建議媽媽們開始減少給小寶寶的母乳分量，同時可以考慮開始嘗試添加低過敏奶粉，一旦小寶寶四個半月大時可以開始考慮給予副食品的添加。

當然，要特別強調這些小寶寶並不是對媽媽的母乳過敏；我們的研究發現是這些出現異位性皮膚炎的小寶寶血中特定與免疫調節相關的分子的確較低，可能是因為這樣所以才會出現免疫調節的問題。

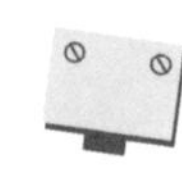

副食品添加　寶寶的副食品怎麼添加才能避免過敏？

前面一直在強調一歲前的過敏原以食物過敏為主，所以大家可能會對添加副食品產生疑慮，甚至會認為愈晚添加愈好。但是這幾年的研究發現，延後添加副食品並不會改善過敏疾病的發生率。

因此有好幾個學會已經建議，小寶寶約四個半月大時便可以開始添加副食品，研究顯示，延遲副食品的添加並不會降低異位性皮膚炎的發生。更有研究指出，在四個月大或是五個月大時就開始餵食小朋友副食品，反而可以降低異位性皮膚炎的發生和嚴重性。因此，目前國外的幾個主要的醫學會，如美國兒科醫學會和歐洲兒科腸胃和營養學會也都建議，副食品的添加應該可以在約四個半月大時便開始，對小寶寶的過敏降低反而更好。

順序添加副食品

●米類先於麵粉類：那究竟要如何來添加小寶寶的副食品呢？有關較不會引起皮膚過敏的食物，我們將其整理在表格中（請參見P128）。原則上以米類為主，所以是以米精、稀飯和粥為主，而麵粉類如麵包、蛋糕等則較晚。目前坊間也有將蛋白分子量降低的低過敏米精和麥精，基本上對降低過敏的發生也有幫忙。

●葉菜類先於根莖類：如果要給小朋友嘗試吃一些青菜，建議以葉菜類為主，如菠菜、高麗菜和白菜等；而如蘿蔔、紅蘿蔔、馬鈴薯、地瓜和南瓜等根莖類蔬菜則較晚；其主要的理由是因為根莖類的蔬菜含有較多的酵素，而酵素通常較容易成為過敏原。所以，老人家習慣熬大骨湯來煮稀飯，可以讓小朋友有更好的營養，基本上是可以，但是就先不要在大骨湯內加入蘿蔔或是紅蘿蔔等根莖類食物。

●芒果、奇異果和草莓先避吃：再來水果類大多數都可以吃，除了芒果、奇異果和草莓需要先避免，其餘如蘋果、水梨、柑橘類等其實都可以試試看。

●豬肉先於雞肉和牛肉：如果小朋友對上述的食物都已經能夠耐受，吃這些食物後不會導致皮膚的症狀更為嚴重時，便可以繼續增加副食品的種類。或者也可以等到七或八個月大時再來嘗試其他的食物包括，肉泥（即將煮熟的肉煮軟和處理成肉泥後再來餵小朋友）；通常會建議先嘗試豬肉，接著才是雞肉和牛肉和魚。如果要嘗試給小寶寶魚肉，通常深海魚要比淡水魚來得好。

●有殼海鮮、蛋、堅果最後：如果上述的食物都沒有問題，便可以嘗試肉鬆和魚鬆等加工食物。而有殼的海鮮、蛋、花生和堅果類，則建議往後挪些時間，等孩子稍大一點再來添加會較好。

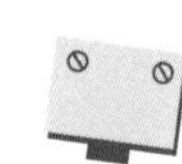

添加原則 順序添加 一次只嘗試一種食物

當然，如果小朋友的皮膚都已經改善而且持續維持不錯，便可以嘗試更多的食物。每次在嘗試其他新的食物後先觀察約一週左右，如果皮膚的症狀沒有變得更嚴重，就可以繼續食用這些食物。但是，一個重要的原則就是每次就只嘗試一種新的食物，如果對此一特定食物不會引起過敏，就可以繼續食用。

最近有一些學者甚至開始建議即使是那些容易引起過敏的食物如海鮮或是蛋等，可以在小朋友五或是六個月大時便開始嘗試餵食，有研究數據顯示，甚至可以降低過敏的發生。但是，這樣的研究畢竟還是只有少數，所以建議還是等未來有更多臨床研究報告出來後，顯示這樣的做法的確可以降低過敏的發生時再來考慮。因此，還是建議在每次給予小寶寶新的副食品後先觀察其臨床症狀，尤其是皮膚症狀是否變得更為嚴重，再決定是否要繼續添加。

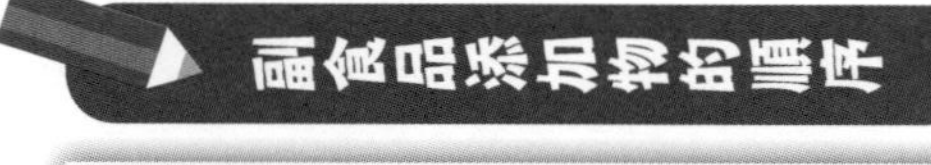

	初期（四個半月開始）	後期（七個月開始）
澱粉類	米類為主，如米精、稀飯和粥	麵粉類，如麵包、蛋糕
蔬菜類	以葉菜類為主，如菠菜、高麗菜和白菜等	蘿蔔、紅蘿蔔、馬鈴薯、地瓜和南瓜
肉類	豬肉、雞肉	牛肉、魚肉（深海魚）
水果	蘋果、水梨和柑橘等	除了芒果、奇異果和草莓外其他水果
注意事項	每次在嘗試其他新的食物後先觀察約一週左右，如果皮膚的症狀沒有變得更嚴重，就可以繼續食用這些飲食。但是，一個重要的原則就是每次只嘗試一種食物，如果對此一特定食物不會引起過敏，就可以繼續食用	

母乳外的選擇　讓寶寶食用低過敏食物　水解配方

如果這些過敏的小寶寶或是小朋友對一些特定的食物有過敏反應時，除了要加以避免外，是否還有其他方法可以來改善？我們之前已經討論過小朋友最常遇到的食物過敏原是牛奶和蛋，蛋可以晚點吃，但是牛奶呢？為了要改善小朋友的異位性皮膚炎，便有研究利用所謂的「低過敏奶粉」（即適度水解蛋白配方）來替代原來的一般奶粉。如果媽媽本身有過敏體質，而因為母乳的量不足或是工作的關係無法再繼續餵母乳；或是已經餵母乳但是小寶寶的異位性皮膚炎症狀卻愈來愈嚴重時，都可以考慮以適度水解配方奶粉來餵小寶寶。

水解配方有助改善過敏症狀

這些低過敏奶粉其實主要是利用酵素將奶粉中的蛋白分解成較小的片段，而這些小片段的蛋白較不會引起過敏的免疫反應。已經有不少的研究顯示，那些有高過敏危險群的小寶寶在無法哺育母奶的情形下，如果餵食低過敏奶粉，的確可以有效地改善皮膚的過敏症狀。

目前分別有不同公司利用牛奶中的乳清蛋白加以水解後，再作為奶粉中蛋白的主要成分，也有利用其中的酪蛋白水解後，再作為蛋白的主要來源。同時，比起那些餵食一般奶粉的小寶寶，餵食低過敏奶粉的小寶寶在長大後，發生過敏性鼻炎和氣喘的比率也是下降。

但是，由於不同公司所使用的蛋白來源和分子量大小都有不同，而且其臨床效果似乎也有所不同，所以建議還是需要參考這些相關低過敏奶粉的臨床試驗結果，採用較有臨床效果的低過敏奶粉配方，也就是所謂的適度水解配方奶粉，才能夠真正達到改善皮膚過敏的效果。

這種適度水解配方奶粉基本上只是利用酵素來分解牛奶中的蛋白，而牛奶中的蛋白主要包括乳清蛋白和酪蛋白，而目前所使用的低過敏奶粉主要是將乳清蛋白經酵素處理後再添加回奶粉中，養分並沒有減少。一些研究也顯示，食用這些適度水解配方奶粉的小寶寶，在生長上並沒有較差的情形。

適度水解配方效果優於高度水解

這些水解的牛奶配方其實在水解程度上也有所不同，分別依水解程度的不同，分成適度水解和高度水解的奶粉配方。適度水解的奶粉配方中蛋白的分子量大約在五百到三千之間，研究也發現在這個範圍分子量的蛋白，在誘發口服耐受性時有最好的效果。

在不同的研究中發現如果給予全水解的奶粉（分子量小於五百）和適度水解配方奶粉時，適度水解配方的效果要比全水解奶粉來得好。

除了配方奶粉外，也有一些食物具有低過敏的產品，如低過敏米精、低過敏米粉等。其主要的目的是讓小朋友在這個階段，避免接觸容易引起免疫反應的大分子食物，等到年紀較大時再嘗試也不遲。

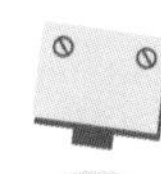

幼兒期預防　較大小朋友的飲食注意事項

我們在前面一直討論到食物過敏對較小的寶寶影響較大，但是幼兒是否就不需要注意飲食？其實，還是需要注意飲食才能夠降低過敏的發生，所以有過敏疾病潛在性的小朋友，要如何注意飲食？接下來就跟大家介紹一下，較大的小朋友應該要如何注意飲食。

避免高油高熱量的飲食

首先，建議要避免高油高熱量的飲食。其實在這幾年來由於國人飲食的生活習慣逐漸西化，而國人一般食物的油量及熱量的成分也逐漸提高，也使得一些疾病的形式也有改變的趨勢。最明顯的例子便是心臟血管疾病的增加，另外如乳癌及大腸癌的發生率，也有逐年升高的趨勢，而這兩種癌症的發生，已經知道跟飲食內油脂的高低及纖維質含量多寡有著密切的關係。

同時，台大的研究也指出，高油及高熱量的飲食，的確會讓動物體內的發炎物質增加，一旦發生如過敏疾病等發炎反應時，則容易出現較嚴重的症狀，所以我們並不建議過敏疾病患童攝食過量的高油及高熱量的食物。

攝取天然的抗氧化物

最近坊間有不少健康食品強調具有抗氧化的作用，主要的原因是由於近年來我們的生活環境有逐漸惡化的傾向，隨著工廠和汽車的增加而導致空氣污染加重，再加上飲食內的油炸食物的含量增加。這些環境和飲食因素都造成自由基的增加，這類的自由基會造成身體組織的破壞和細胞的死亡，而導致發炎反應。

所以在市面上便出現相當多種健康食品及飲料，加入一些所謂的抗氧化劑，來降低這些環境中自由基的傷害。其中最為大家熟悉的產物包括，胡蘿蔔素、維生素C、維生素E和超氧化物歧化酶SOD（superoxide dismutase）等，有一些動物研究顯示，這些健康食品可以降低自由基的產生，而減少自由基對組織的破壞。

●胡蘿蔔素：我在前面已經為大家介紹過——胡蘿蔔素，有好幾家奶粉公司已經在嬰幼兒的奶粉內添加胡蘿蔔素，一個主要的原因是，牛奶中的胡蘿蔔素低於母奶，至於可以食用副食品的寶寶，從天然的有色蔬菜水果中就可以攝取到。

●維生素C：在綠色蔬菜及水果內的含量相當高，所以應該儘可能鼓勵小朋友們多攝取。

●維生素E：在小朋友使用得較少，主要是因為維生素E本身除了抗氧化的作用外，對生育能力也有其影響，所以在成人身上服用的高劑量維生素E，一般小朋友並不建議再額外添加較高量的維生素E，在飲食中攝取應該就足夠。

●深海魚油：另外，有些特定的油脂包括一些深海魚油和卵磷脂等在市面上也相當常見。深海魚油主要是含有 DHA(docosahexaenoic acid) 和 EPA(eicosapentanoic acid) 等不飽和脂肪酸，而這類的深海魚油已經知道可以降低體內發炎物質的產生，所以對過敏疾病的改善有相當重要的影響。

由於皮膚的免疫系統與口腔黏膜的免疫系統有著極為密切的關係，這也是為何飲食的注意在異位性皮膚炎的改善上，有著特別重要的意義。

過敏小知識

過敏的孩子是否所有的海鮮都不能吃？

許多父母親有一個觀念，就是認為所有的海產對過敏疾病不好，所以連魚肉也都不加以攝取。其實，通常小朋友容易過敏的海鮮是指那些有殼的海鮮，如蝦子、螃蟹、蛤蜊、牡蠣及干貝等。而鱈魚、鮭魚及鮪魚等都可以提供相當好的蛋白質及魚油的來源，應該還是鼓勵小朋友們攝食才是。

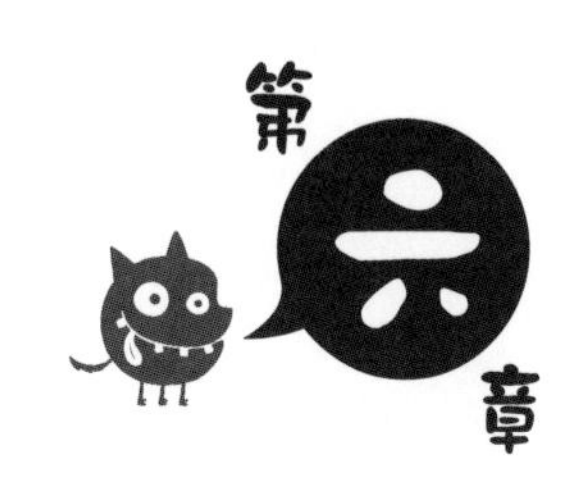

異位性皮膚炎的控制和治療：如何避免孩子抓？

小婷因為常年的異位性皮膚炎癢得受不了，因此每天都抓得很厲害，也出現嚴重的皮膚感染，長久以來一直為這樣的皮膚表現所困擾。最近的症狀變得更嚴重，因此只好來找醫師看是否能夠改善這些情形？到底要怎樣才能夠減少異位性皮膚炎病變的癢感？能夠在晚上好好睡個覺？

治療基本原則

控制「抓」，重要的不變法則

在上一章跟大家介紹異位性皮膚炎控制的兩個基本原則：就是「吃」和「抓」中有關吃的部分，接下來為大家介紹如何來改善「抓」的問題。對罹患異位性皮膚炎的較大孩童由於容易去抓，因此會造成傷口而導致更厲害的感染和癢感，於是很容易就會成為一種惡性循環。

這些異位性皮膚炎的患者即使使用較強的類固醇將皮膚症狀控制改善後，只要一個晚上不停地抓，很快地就會又回復到原來的皮膚病變。因此，如何來控制抓和能夠在晚上好好睡個覺不去抓，其實才是控制異位性皮膚炎最重要的一個不變法則。

新過敏原的形成

「抓」易產生傷口，引發空氣過敏

寶寶小時候的食物過敏會隨著年紀的增加逐漸改善，但隨著年紀的增長，空氣過敏原會逐漸成為主要的過敏原，所以原本針對食物過敏原有效的口服耐受性機轉，對這些空氣過敏原，如塵蟎、金黃色葡萄球菌無法產生同樣的效果，因此不能誘發對空氣過敏原的耐受性。

對罹患異位性皮膚炎的小朋友來說，最難忍受的可能就是那種癢得不得了，隨時都想去抓一抓以減緩那種癢的感覺。因此，家長可以注意到這些小朋友幾乎無時無刻都想去抓身體，也因為抓得十分厲害導致出現許多傷口，這些傷口又讓小朋友癢得更厲害，生活品質變得很差，不斷惡性循環。

所以在小朋友較大的時候，最重要的還是要注意不要常去抓，尤其產生傷口後易使空氣過敏原，如塵蟎和在皮膚表現的金黃色葡萄球菌進入皮膚，產生發炎和過敏反應，進而成為新的過敏原。

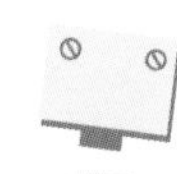

空氣過敏原

金黃色葡萄球菌易引發明顯的發炎反應

隨著疾病的嚴重度增加，小朋友可能會抓得更厲害而出現許多傷口，在空氣中的塵蟎過敏原或是皮膚上的細菌如金黃色葡萄球菌便可能進入傷口，而這些空氣過敏原和細菌進入傷口部位後，可能在局部的地方又成為一個新的過敏原。

其中金黃色葡萄球菌在異位性皮膚炎中所扮演的角色，進幾年來更是受到大家的重視，主要是因為金黃色葡萄球菌進入傷口後也會導致廣泛的發炎，更嚴重時甚至會造成蜂窩性組織炎。蜂窩性組織炎除了會造成紅腫熱痛讓小朋友更不舒服外，嚴重時甚至會造成敗血症，因此還是需要特別注意和加以治療。

大家可能會覺得奇怪，皮膚上有那麼多種不同的細菌，為何金黃色葡萄球菌會特別重要？

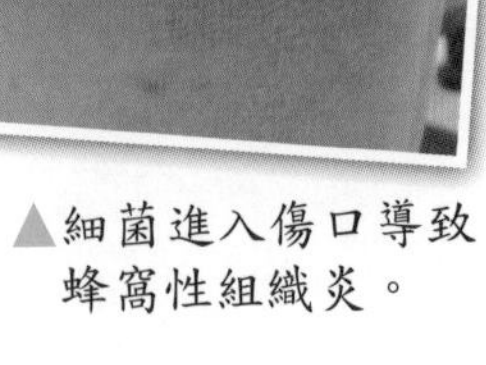

▲細菌進入傷口導致蜂窩性組織炎。

主要是因為金黃色葡萄球菌會分泌一種腸毒素，這種腸毒素進入皮膚後會引起明顯的發炎反應，進一步讓皮膚的發炎和癢感變得更嚴重。同時，這類的腸毒素有一種特性，就是它本身是一種所謂的「超級抗原」。所謂「超級抗原」與一般抗原不同之處，是在於抗原的處理與表現方面。

目前我們知道的一般抗原在與T細胞作用前，都必須先經過抗原表現細胞處理，再與第二類 MHC 分子結合重新表現在細胞表面。而此一 MHC- 抗原複合物再跟T輔助細胞的T細胞受體結合，而刺激T細胞的增殖。相對之下，超級抗原則不須經過此一步驟，但是他們的作用會受到抗第二類 MHC 抗體以及抗 CD4 抗體的抑制，這就表示它們的作用位置與 MHC 分子和T細胞受體在結構上有著相當密切的關係。

過敏小知識

超級抗原和過敏有什麼關係？

我們首先來了解一下到底超級抗原是如何被發現和受到重視。回顧歷史，最早是在一九七〇年代有人研究葡萄球菌的腸毒素（staphylococcal enterotoxin）時，他們將葡萄球菌腸毒素加入到血液中，發現會因此刺激淋巴球的增殖。

更進一步的實驗證明，那些受到刺激的淋巴球其實是T細胞，接著又有人證明T細胞經這些腸毒素刺激後，會分泌大量的r-干擾素和介白質-2；隨著生物技術的進步，目前已可大量地合成介白質-2，且被用來作為臨床上治療一些腫瘤和免疫有關的疾病。

結果發現在臨床治療時，如果一次注射大量的介白質-2，會在病人身上造成發燒、全身倦怠、噁心、嘔吐和腹瀉等症狀。這些症狀與食物中毒的症狀十分接近，於是有人開始懷疑此種腸毒素引起的T細胞增殖和大量的淋巴激素製造，可能是食物中毒的主要病理機轉。

我們可以看出，超級抗原與一般抗原兩者最大的不同，在於它們能刺激的T細胞頻率上有相當大的差異，研究發現傳統的蛋白質抗原能刺激的T細胞約為10^5個有一個，然而超級抗原則每五至十個T細胞就有一個細胞會受到刺激。此一證據顯示，超級抗原本身對T細胞的刺激作用是非常強的。

當然，因為抓傷所出現的傷口會讓空氣中的過敏原如塵蟎，由傷口進入皮膚內，也會成為新的過敏原，而皮膚的環境由於是在一個第二型T輔助細胞的情形下，所以針對塵蟎的免疫反應也容易往第二型（也就是有利於過敏反應）的方向走，所以很容易就成為新的過敏原，而導致新的皮膚過敏反應，造成更嚴重的症狀。

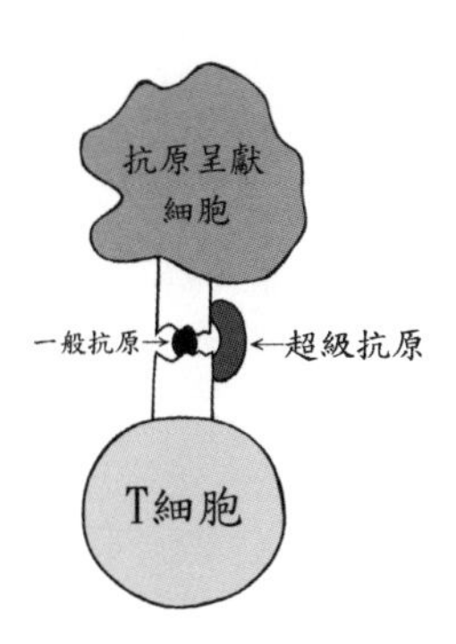

▲超級抗原本身對T細胞的刺激作用非常強，易導致更嚴重的症狀。

惡性循環　抓傷導致異位性皮膚炎免疫失衡

小朋友一旦出現皮膚的感染，尤其是金黃色葡萄球菌的感染，而皮膚感染也會讓皮膚的癢感變得更嚴重，小朋友會抓得更厲害。這幾年的研究顯示，金黃色葡萄球菌的腸毒素進入皮膚後也會成為新的過敏原，而導致嚴重的過敏。所以小朋友異位性皮膚炎的症狀，便會因為抓傷導致金黃色葡萄球菌和塵蟎進入皮膚，成為新的過敏原，這樣就會成為所謂的「惡性循環」。

同時，台大的研究顯示，異位性皮膚炎患者的第二型T輔助細胞，遇到金黃色葡萄球菌腸毒素的刺激，較不會被誘發凋亡。相對的，正常人過多的第一型T輔助細胞，較容易被這些腸毒素誘發凋亡，這樣就更容易導致過敏免疫的失衡，讓此一惡性循環變得更嚴重。

過敏小知識

空氣過敏原為什麼無法隨年紀增長而好轉？

為什麼食物過敏原引起的異位性皮膚炎在長大後會改善，但是這些如塵蟎的空氣過敏原或是金黃色葡萄球菌引起的異位性皮膚炎，卻無法隨著年紀增加就自己好起來？主要是因為之前跟大家介紹過所謂的「口服耐受性」，食物過敏原在小朋友成長後免疫系統會逐漸成熟，會因為食用較高量的食物而誘發口服耐受性；但是小朋友在成長過程中不會經由口腔的途徑，吃進如此高量的空氣塵蟎過敏原或是金黃色葡萄球菌外毒素，所以無法對這些過敏原產生口服耐受性。

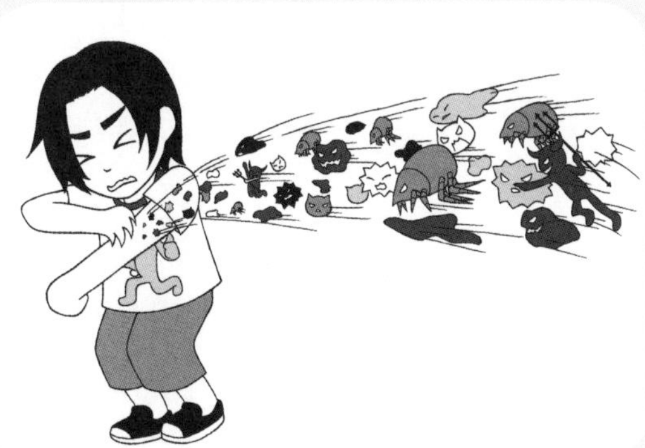

▲異位性皮膚炎造成的癢感——抓破皮膚——金黃色葡萄球菌塵蟎進入皮膚——新的過敏原。

緊急控制法 皮膚嚴重部位的包敷

我們一直強調「抓」是導致異位性皮膚炎無法完全治癒的最重要原因，我們在臨床上也常常遇到有些小朋友全身都是傷口，再加上嚴重的感染，所以皮膚是又紅又腫，都是抓傷的傷口。這類的患者如果要在短時間將這些傷口或是皮疹控制好，有時就需要將這些較嚴重部位的傷口全部加以包敷，再加上使用局部和全身的抗生素來治療，才能夠在較短時間內控制好症狀。有時候為了減少小朋友在睡覺時會無意識抓皮膚而導致皮疹變得更嚴重，我們也會建議將較嚴重的部位加以包紮起來，讓他們不會抓得如此嚴重。

此外，也可以考慮讓小朋友戴手套睡覺，而且隨時剪修小朋友的指甲，讓小朋友睡覺時的抓不會讓傷口變得過於嚴重。在這本書中，我還是要不斷地強調這些平常小細節的注意，要比使用愈來愈強的藥物要來得更重要，因此還是要提醒爸爸媽媽在這方面要多費心。

一旦出現傷口時，除了細菌容易侵入傷口外，環境中的塵蟎當然也容易進入傷口內而成為另外一個過敏原。因此在這個階段如果能夠更加注意家中塵蟎的量，即可減少塵蟎進入傷口的機會對控制異性皮膚炎還是會有幫忙。現在市面上也有許多所謂的防蟎被套和枕頭套，這些用品的確可以降低約百分之五十的症狀。但是要提醒大家，並不是使用了這些被套和枕頭套後，症狀就會完全消失。

過敏小知識

如何避免孩子抓傷？

避免抓傷的小技巧：大部分的小朋友最常在睡覺時抓癢，由於睡覺時都是無意識地拼命抓，特別容易造成嚴重的傷口。因此，如果有需要時服用一些能夠幫助睡眠的抗組織胺（抗組織胺的藥物由於不需要處方，一般藥局都可以買得到），尤其是第一代的抗組織胺較容易出現嗜睡的副作用，反而可以利用這樣的副作用來改善睡眠，或是將小朋友的指甲修平和戴手套，都可以減少造成嚴重的抓傷。

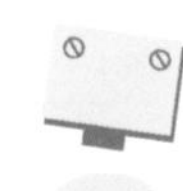

日常保養法　環境的控制及保養品的使用

小朋友生活的環境，包括溫度、濕度等對皮膚症狀也有很大的影響，家長可針對不同的季節做調整。

溫度宜維持26度C，濕度在60～65%

夏天時如果溫度過高或是濕度太高時，小朋友可能就會抓個不停，會讓皮膚的症狀變得更嚴重。相對的，冬天時會因為溫度低而讓皮膚變得更乾燥，也會讓皮膚症狀加重。

有一個最明顯的例子，就是日本的異位性皮膚炎的發生率高達百分之二十以上，主要就是日本溫度較低而且濕度也低，所以皮膚更容易乾燥，易導致皮膚症狀的惡化。所以還是建議家中有異位性皮膚炎的小朋友，可以將家中的溫度維持在約二十六度C左右，濕度維持在百分之六十至六十五間，這樣小朋友可能會覺得較舒服不會一直去抓，對小朋友的皮膚過敏會較好。在台灣由於濕度較高，尤其是在下

雨的季節時環境中的濕度都可能會高達百分之八十至九十以上，此時使用除濕機可能對濕度的維持會有效果。

使用保養品，避免蒸發後更乾燥

使用各種皮膚保養品來保濕時，還是需要注意就是，有些水溶性皮膚保養品使用後在水分蒸發後反而會讓皮膚變得更乾燥。有些小朋友因為嚴重的異位性皮膚炎住院時，會使用含有較高水分的敷料全身包紮，但要提醒這是在醫院，所以隨時會有醫護人員來更換這些敷料，確定保濕的效果，與暴露在外的情形還是有些不同。

保養品的種類

基本上目前保濕產品大約可以依照其劑型的不同分成乳液（lotion）、乳膠（gels）、乳霜（creams）和軟膏、油膏（ointments）。

●乳液：是以保濕的成分粉末溶於水中，但是這類的產品一旦水分蒸發則只剩下粉末顆粒，較無法維持長久的保濕效果。

●乳霜：相對的則是半固體的油狀小顆粒，以水為基質，再形成乳糜狀的成分；同樣的水分也是會蒸發。

●凝膠：是半固體的微小顆粒，透明較黏；但是有些凝膠為了要將有效成分溶解所以使用酒精成分，一旦酒精揮發反而會更乾燥。

●軟膏和油膏：則是將水滴的懸浮液溶於油脂中，所以其基質為油，較不易蒸發，使用後的封閉效果最佳。

保濕用品的選擇 依皮膚特性選購產品

有關保濕產品在坊間相當多種，每種產品都會強調他們的特色，我們也幫大家介紹幾種較常用的異位性皮膚炎所使用的保濕用品，但是使用後的效果可能每個人的感覺都會有不同，所以自己試試看可能是最好的方法。

●愛妥麗（Atopiclair）：此一產品強調的是不具類固醇、不具香料，可以用來止癢、保濕和讓皮膚修復的功能。產品中主要含有甘草亭酸（glycyrrhetinic acid），具有降發炎的功能，玻尿酸(hyaluroonic acid)和乳木果油具有保濕的功能，再加上葡萄萃取物及維生素C和E則具有抗氧化的功能。

●潔美淨（Physiogel）：此一產品主要的成分包括聚角蛋白微絲（filaggrin）、角鯊烯（squalane），椰子油和神經醯胺3（ceramide 3）等具有保濕和止癢的成份，也被建議用在異位性皮膚炎的止癢和保濕的用途，還有重建已破損皮膚的屏障。

●舒特膚（Cetaphil）：含有PEA(Palmitoyl Ethanol Amide)乳木果油、夏威夷核果油和泛醇（panthenol）等成分，具有抗氧化和保濕的功能。

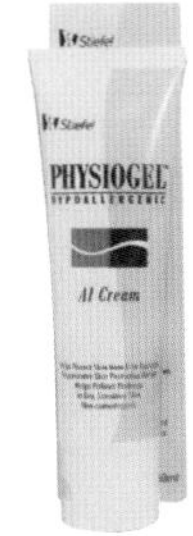

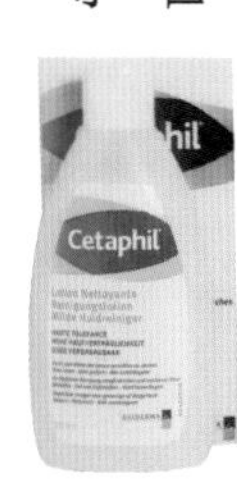

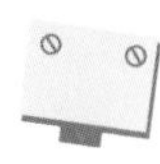

睡眠品質提升法

運用抗組織胺及手套改善睡眠

有異位性皮膚炎的小朋友通常都睡得很不好，因為極度的癢感會讓小朋友在睡覺時不停地抓癢。而睡覺時的抓癢是無意識的，所以小朋友會更容易抓出傷口。經常遇到的情形是經過好一段時間的控制，使皮膚症狀都已經控制得相當好，但經過一個晚上的狂抓，可能就會讓之前的小心照護前功盡棄。如果小朋友在不自覺的情形下拼命抓，第二天醒來時甚至可能床單和被單都是血跡斑斑。

這些小朋友的爸爸媽媽們其實也十分辛苦，因為會一直擔心小朋友抓得太厲害，所以經常都需要睡在小朋友旁邊，小朋友一開始抓癢時，父母親通常也都會醒過來，所以也無法安心入睡。門診時就有許多爸媽都說，他們晚上睡覺時是將手放在小朋友的手上，小朋友一旦醒過來開始抓，他們也會跟著醒過來讓小朋友不至於抓得太厲害。可以想見爸爸媽媽的睡眠品質也應該跟小朋友一樣不佳。

因此，如何來改善這些罹患異位性皮膚炎的小朋友的睡眠，已經

成為改善異位性皮膚炎症狀的一個重要課題，台大小兒科最近進行的研究顯示，這些異位性皮膚炎小朋友睡眠的品質的確是較不好；研究發現，這些小朋友的睡眠效率較差，需要兩倍以上的時間才能睡著，睡覺時動得較厲害。這些結果顯示，罹患異位性皮膚炎的小朋友和大人都有著同樣的睡眠問題，而且睡覺時會花許多時間和力氣，來抓那些極癢的皮膚病變。

因此，改善這些小朋友的睡眠品質，讓他們在睡覺時較不會去抓，才能夠讓他們的皮膚狀態完全改善。當然要改善小朋友的睡眠品質還有許多要努力的地方，如是否可以找到除了抗組織胺以外同時較沒有副作用的藥物，讓這些小朋友能夠睡得安穩有好覺。小朋友能夠睡得好，也就不會去抓而導致皮膚症狀的惡化。

如何讓小朋友在晚上有較佳的睡眠品質？

要讓小朋友能夠在晚上睡得較好，可以考慮下面這些方法，讓小朋友在睡覺時不會抓得過於嚴重，而導致惡性循環。

- 給予具有嗜睡副作用的第一代抗組織胺，除了止癢外也可以讓睡眠品質改善。
- 也可以考慮將較嚴重的傷口包紮和覆蓋，或是讓小朋友帶手套入睡。
- 記得將過長的指甲修剪整齊

褪黑激素（melatonin）應用在異位性皮膚炎患童的睡眠改善

由於這些罹患異位性皮膚炎的小朋友經常是因為睡眠的問題導致白天上課精神無法集中，同時晚上睡覺時不自覺地抓癢，更容易導致更多的傷口和感染，所以如何改善小朋友的睡眠品質，在照顧異位性皮膚炎的小朋友時就成為一個重要的課題。台大醫院的兒科研究團隊進一步進行隨機雙盲臨床試驗，評估補充褪黑激素是否可以改善異位性皮膚炎兒童的睡眠及其皮膚狀況。

雖然褪黑激素目前在台灣還無法上市，但是可以使用第一代抗組織胺（在止癢和嗜睡的效果上比第一代來得好）或是具有止癢效果的次級鎮靜劑，也可以達到讓小朋友睡得更好的效果。

照光治療　需要更多評估的療法

所謂的照光療法，正確的說法應該是紫外線的照射療法，其中在皮膚科用來治療異位性皮膚炎的，包括波長在三百四十~四百 nm 波長的 UVA（UVA-1），有些報告顯示有不錯的治療效果。但是仍然有一些學者反對在兒童使用 UVA-1 治療，因為這類的 UVA-1 治療還是有致癌的可能性，機器也較龐大，所以目前使用的還不是很普遍。此外，也有針對短波長（三百一十一 nm）的 UVB 來進行異位性皮膚炎治療研究的應用。無論如何，這些治療的真正療效和副作用，還是需要經過更多的評估。

什麼是照光療法？

照光療法主要是應用在皮膚疾病的治療，利用不同波長的光線照射來治療這些疾病。其中最常使用的可能是紫外線的照射，由於這些紫外線的穿透力不是那麼強，主要是用在皮膚疾病上。

●作用：照光治療如紫外線照光被應用到皮膚相關的免疫疾病上，主要是當初認為這些紫外線照射，可以改變皮膚的免疫細胞和接續的免疫反應，而進一步改善疾病的致病機轉。

●使用前中後的注意事宜：由於照光治療需要使用特殊的儀器，所以需要在醫院（大部分醫院都是由皮膚科醫師來進行），因此請依照醫師的指示來做。

●健保是否有給付：目前應用到異位性皮膚炎的照光治療，基本上都有健保給付，且必須由皮膚科醫師來執行相關的治療。

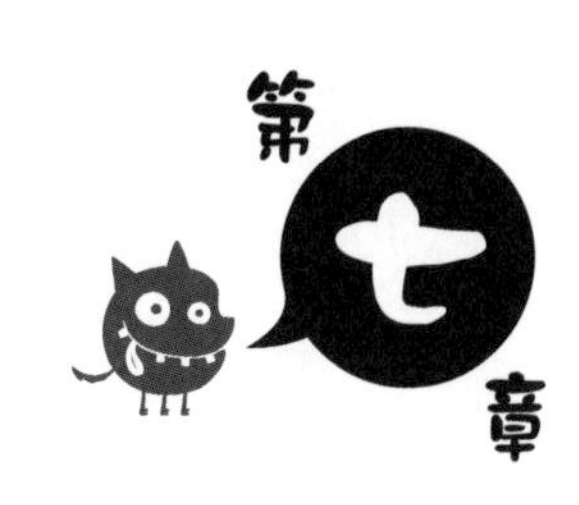

異位性皮膚炎的藥物：常見藥物有哪些？

大華得到異位性皮膚炎後，常常要使用到一些外用的藥物來改善皮膚的症狀，但是長期使用這些可能帶有類固醇的藥物還是有些擔心。最近由其他病友那邊得知，有些藥物是不含類固醇的藥物，因此特別來請教醫師，到底異位性皮膚炎的患者要如何使用藥物較好？

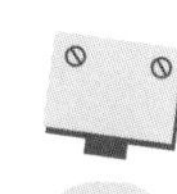

保養品　異位性皮膚炎的日常保養品乳液

異位性皮膚炎的藥物其實還是有相當不同的種類，要將異位性皮膚炎控制好，除了之前提到的「吃」與「抓」的原則外，還是需要配合使用藥物，藥物可以讓已經出現的皮膚症狀較快改善，因此應該還是要對藥物有基本的認識。

◆**冬天重保濕**：通常患有異位性皮膚炎的小朋友，其皮膚會較為乾燥。此種乾燥的皮膚經常在冬天時會變得更為嚴重，因而產生更厲害的癢疹。建議這些小朋友在冬天洗澡時最好使用清水即可，如果要使用清潔劑則中性的清潔劑為宜。而在洗完澡後建議馬上塗抹凡士林或是能夠保濕的乳液或是油製劑，讓小朋友的皮膚不會過於乾燥。如果小朋友的皮膚能夠不至於過於乾燥，則癢感便可以大大地降低。

◆**夏天保持皮膚乾爽**：當然，也有一些小朋友在夏天時反而異位性皮膚炎的症狀會變得比較嚴重，主要的原因是這些小朋友容易出汗，而因為出汗潮濕而造成濕疹，濕疹的出現會讓異位性皮膚炎的症狀加劇，所以這些小朋友的症狀反而在夏天變得比較嚴重。這些在夏天容易出汗的異位性皮膚炎患童，就需要經常注意保持皮膚的乾爽，不要因為濕疹再加重其異位性皮膚炎的症狀。

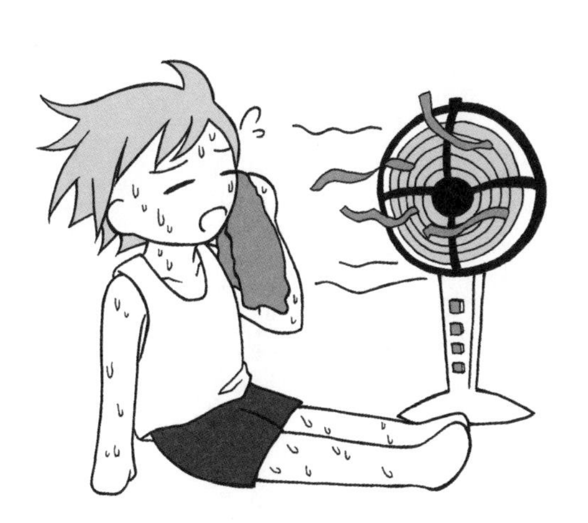

▲夏天維持室內溫度的涼爽，可避免小朋友抓不停。

異位性皮膚炎小朋友平時的保養

異位性皮膚炎小朋友有一個特殊的皮膚表現，就是皮膚會特別乾燥，所以保濕的能力特別差，會讓皮膚更為乾燥。因此，這些小朋友平時可能需要一些保濕的乳液，來保持皮膚的水分。

當然，坊間有各式各樣的異位性皮膚炎的保養品，也各宣稱其功效，最重要的還是要看小朋友們使用後皮膚乾燥的情形是否有改善。最近也有一些產品提出數據顯示，他們的產品除了具有保濕的效果外，也還有止癢的功效，當然希望未來能夠有更多的研究報告。

其中最常使用的保濕劑可能就是凡士林，凡士林當然有相當不錯的保濕效果，但是有時會因為過於油膩，在夏天流汗較多時會不舒服。所以天氣炎熱時，是否要使用凡士林這類的保濕品或是以凡士林為底的藥物，要先看小朋友的體質是否容易流汗與否來加以決定。

（請參見第六章P150）

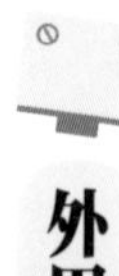

外用藥物　適合局部性使用的異位性皮膚炎

患有異位性皮膚炎的小朋友還是需要使用一些外用的藥物來減少小朋友的癢感，或是利用藥物來改善皮膚的症狀，這些藥物如類固醇或是非類固醇的免疫抑制藥物，都可以改善皮膚的症狀。因此，我們就來簡單介紹一下異位性皮膚炎常用的外用藥物。包括局部使用和全身性的藥物。正確的使用藥物可以更有效地改善症狀，以及讓這些出現嚴重症狀的患者得到緩解，只要了解藥物的作用機轉和副作用，便能夠將這些藥物的效果發揮到極致。

抗組織胺外用藥物——常備用藥減少局部癢感

由於這些異位性皮膚炎的小朋友會有十分厲害的癢感，所以需要降低他們的癢感讓他們不至於愈抓愈嚴重，因此利用抗組織胺之類的藥物來擦在局部的位置，可以減少癢感，讓其不至於一直抓。但是，這類的藥膏有些會加入薄荷，雖然可以讓較癢的皮膚覺得舒服，但是也會讓傷口更疼痛。

由於這類的抗組織胺外用藥較沒有副作用，不會如外用的類固醇使用一段時間後導致較明顯的副作用，因此可以較放心使用。大多數的爸爸媽媽都會擔心類固醇的副作用，此時不妨將抗組織胺的外用藥物讓小朋友隨身攜帶，如果覺得癢的時候就拿出來擦一下以減少癢感。目前台大醫院最常使用的外用抗組織胺用藥為C.B. strong（強力舒美）。

局部使用的類固醇——最常使用的藥品效果佳

類固醇可能是最常被用在異位性皮膚炎患者使用的一種藥品，當然通常類固醇會有相當好的效果，但是大多數的家長們還是會擔心類固醇的副作用。基本上類固醇當然是會有一些副作用，但是局部使用的類固醇，其劑量比口服類固醇的劑量要低很多，所以如口服或是靜脈注射的類固醇會引起的副作用（請參見P176），如月亮臉、水牛肩或是生長遲緩等問題，在局部使用的類固醇較少會遇到。

當然，局部使用的類固醇還是會有其他的副作用，如類固醇眼藥水長期使用可能會造成青光眼或是白內障、皮膚用的類固醇會導致皮

膚萎縮性病變，所以，還是要再次強調：「類固醇是好的藥，但需要用對時機和用對劑量」。

我將不同強度的類固醇整理在表中（請見P164），讓大家對不同強度的類固醇有更清楚的認識。大部分的人對類固醇的使用都是心有芥蒂，會擔心類固醇所造成的副作用如水牛肩、月亮臉、毛髮變長、皮膚變薄等。但其實這類外用的類固醇由於劑量較低，因此造成的副作用也較少，應該可以比較不必擔心。

但是如果使用較強的外用類固醇，長期使用的情形下還是容易導致較嚴重的副作用，所以應該注意一下所使用類固醇的強度和使用時間。目前臨床上所使用的類固醇依照強度可以分成七級，我們針對每一級的類固醇都以一個代表性藥物為大家介紹：

類固醇分級表

級別	成分	藥品名／圖	強度
第一級	Clobetasol（Dermovate 0.05%）	Dermovate、Esperson、Topsym（Fluocinonide）	高強度
第二級	Desoximetasone（Esperson 0.25%）		
第三級	Fluticasone propionate（Cutivate 0.05%）ointment	Rinderon-V（betamethasone 0.6%）、Cutivate	中強度
第五級	Fluticasone propionate（Cutivate 0.05%）cream		

第六級	Betamethasone valerate（Valisone 0.1%）lotion	Cort. S	低強度
第七級	Hydrocortsone acetate（Cort. S 1%）		

因為分成七級較為麻煩，因此也有人將這七類依照強度將第一級和第二級歸類為高強度，在台大醫院所使用的藥物包括 **Dermovate（戴摩膚）、Esperson（拭皮爽）和 Topsym （妥膚淨，Fluocinonide）**；原本第三、第四和第五級為中強度，台大醫院所使用的包括 **Rinderon-V（臨得隆藥霜，betamethasone 0.6%）和 Cutivate（克廷膚）**；而其餘則為低強度，以 Cort. S（**皮質醇**）為代表。

基本上強度愈高的藥物當然副作用也會較高，如果使用期間過長，也可能會導致全身性類固醇的副作用。當然局部使用的類固醇最常引起的皮膚的副作用，就是會導致皮膚萎縮性變化，還是需要注意。

免疫制劑藥膏——常使用的非類固醇藥物

目前也有幾家藥廠研發出非類固醇的藥物，可以應用到異位性皮膚炎的治療上，對患者來說，幫助頗大。

這幾年有藥廠便開始開發一些新的藥物，希望能夠達到與類固醇相當的治療效果。由於如異位性皮膚炎的過敏疾病主要是因為T輔助細胞的異常所造成，所以在皮膚也會有過敏原特異性的T輔助細胞的浸潤。最新的藥物便主要是針對這些T輔助細胞，目前新開發出的藥物不論是Tarcolimus（FK506，普特皮）或是Pimecrolimus（醫立妥），都主要是抑制T輔助細胞的功能，原本是用在器官移植後的排斥抑制上。而因為應用其在抑制T細胞功能上的作用，所以經由設計成藥膏的形式，而用在異位性皮膚炎的治療上。

這些新藥物的出現，或許可以讓一些異位性皮膚炎較嚴重的患童，在需要長時間使用類固醇的情形下，能夠提供另外一個可供選擇的藥物。目前在醫院或是坊間所使用的非類固醇免疫抑制劑包括：

●Tarcolimus（商品名Protopic，普特皮）：較油膩

Tarcolimus也被用來作為器官移植時預防排斥的藥物（FK 506），是相當常用的免疫抑制劑，現在也被製備成局部皮膚外用的藥膏，可以用來治療一些皮膚特定的免疫疾病。目前0.1％普特皮是建議用在中度到重度的異位性皮膚炎，而0.03％的普特皮則也可以用在輕度的異位性皮膚炎。

普特皮這類的免疫抑制劑，若使用較高濃度的0.1％劑量時，在剛開始會造成皮膚的發紅，不知道的爸爸媽媽們還會以為是皮膚的症狀惡化，其實只要再多使用個幾天，皮膚就能夠逐漸適應而改善。普特皮由於是較油性，所以在夏天時節有些小朋友對這種油油的感覺較不適應，因此會較排斥在夏天使用普特皮。

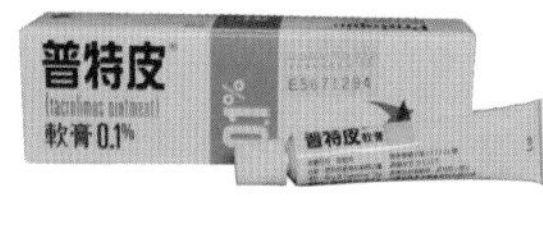

●Pimecrolimus（商品名 Elidel，醫立妥）：副作用少

Pimecrolimus 也是一種免疫抑制劑，只是其療效要比0.1％普特別來得低，因此目前建議用在輕度到中度的異位性皮膚炎患者。由於 Pimecrolimus 擦在皮膚上較不會有「油」的感覺，這點與普特皮擦的感覺不同。由於醫立妥使用後的副作用較少，因此與類固醇可以輪流來使用。

塗抹抗生素——局部傷口使用、加速癒合

我們提到這些小朋友會因為極度的癢感而經常導致抓傷，所以也需要注意傷口的保護，需要使用一些抗生素來避免更進一步的感染。基本上，傷口的部位盡量不要接觸到類固醇，主要是因為類固醇雖然可減少濕疹的症狀，但是也會降低局部的免疫力，反而會導致傷口部位更容易感染。所以在傷口處還是使用一些消毒的藥物如優碘後再塗抹抗生素，可以避免進一步的感染，讓傷口較快癒合。有時為了要讓傷口不再感染或是能夠早些癒合，甚至需要將傷口加以包紮。

過敏小知識

使用免疫抑制劑藥物是否會有副作用？

當然，還是有人會質疑這些成分原本是免疫抑制劑的藥物，是否也會有副作用？其實在這些非類固醇的藥物剛開始上市不久就曾經有報導說，使用這些非類固醇的藥物治療皮膚疾病，會導致癌症的發生率增加。結果，經過相當大規模的研究後發現，異位性皮膚炎患者使用這些非類固醇的藥膏後，其癌症的發生率並沒有增加。與類固醇相同，這些藥物的確是免疫抑制劑，如果是全身性（如口服或是靜脈注射）長期使用，可能會導致免疫力下降；或許與癌細胞的發生有關。但是局部使用的藥物通常其全身性影響都較低，所以不至於會影響到免疫力，大家應該可以較放心使用。

目前在台大醫院使用較多的局部用抗生素包括：

●Fucidin（Fusidic acid）：避免進一步感染

是目前在台大使用最多的局部抗生素，主要是用在異位性皮膚炎的病變抓傷時，避免進一步的傷口感染。但是，我們的研究顯示，如果要使用如Fucidin（膚即淨）之類的局部抗生素，來治療如皮膚感染的金黃色葡萄球菌，其實效果並不好。所以這類的局部抗生素還是主要用在避免進一步的感染，而不是用來完全清除傷口感染的細菌。

●抗菌的藥水：

由於之前一再強調的金黃色葡萄球菌實際上在我們的皮膚上就存在，所以只要有傷口就容易經由傷口進入我們的皮膚，而導致更嚴重的過敏發炎反應。因此，就有人關心是否可以在洗澡時加入一些具有抗菌效果的殺菌液到洗澡水中，看是否能夠減少皮膚表面的細菌。

目前市面上較常看到的產品如沙威隆或是依必朗等的人體抗菌藥水，但是這些產品由於大多需要稀釋於水中，要使用時需要依照上面的指示來使用較好。此外，也要注意使用後是否皮膚容易變得較乾燥，如果有這樣的情形發生，也建議不需要太常使用，也許每週一次即可。

去角質藥膏——苔蘚化後使用

這些小朋友經過經年累月的抓癢，皮膚在這段期間會好好壞壞，所以久了後便會出現類似慢性濕疹的表現。而這樣的慢性濕疹在使用類固醇或是非類固醇的免疫抑制劑後，可能會讓原本發炎的皮膚有較明顯的改善，但是對那些長期和慢性濕疹所造成的苔蘚化，可能較無法改善。所以，在這些較嚴重苔蘚化的皮膚，可能還是需要使用一些具有去角質作用的藥膏或是特定的保養品，才能夠讓皮膚有更明顯的改善。由於這類的去角質藥膏基本上沒有太大的副作用，因此可以較常使用而不需要有太多的顧慮和擔心。

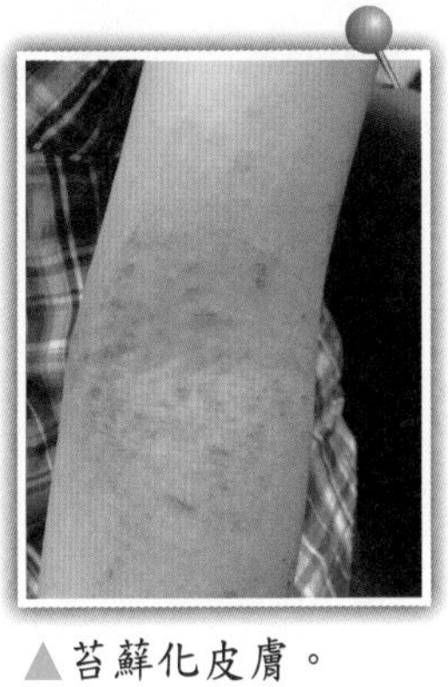

▲苔蘚化皮膚。

●Sinpharderm （Urea 10%）：

杏化軟膏是目前最常被用來去角質的藥膏，由於本身較沒有副作用，因此也常被用來當作皮膚的保養品使用，所以 Urea 應該可以經常使用在異位性皮膚炎小朋友身上因慢性濕疹所導致的角質增厚，對病症應該能夠可以改善。

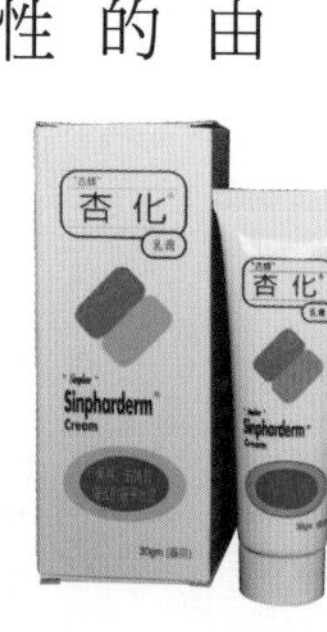

●Salicylic acid （Salic ointment 2.5%）：

此一藥物基本上是水楊酸，水楊酸具有分解角質的效果，所以可以與 Urea 來合併使用進一步改善角質層增厚和硬化的問題。由於增厚的角質層還是會導致皮膚的癢感，而且小朋友會習慣去抓同一部位，如果能夠改善的話，對異位性皮膚炎的控制也會有幫忙。

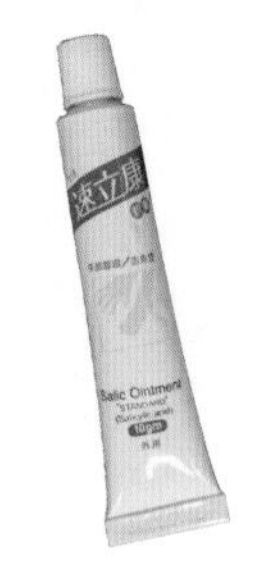

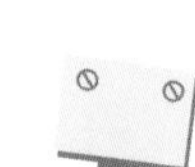

口服藥物　適合全身性使用

有些時候醫師為了要控制小朋友的皮膚症狀，還是會使用一些口服的藥物來幫忙解除症狀，較常用的口服藥物包括：抗組織胺、白三烯素拮抗劑、類固醇、免疫抑制劑、抗生素、靜脈注射的免疫球蛋白和抗IgE的單株抗體。

由於較嚴重的小朋友可能高達60至70％的皮膚都會受到侵犯，所以局部的藥膏可能都無法覆蓋如此廣泛的面積，這時就需要使用一些全身性的藥物來幫忙控制症狀。這些口服藥物的使用，的確在症狀的控制上有著相當大的幫忙，能夠降低全身性的癢感和較快速改善症狀。

口服抗組織胺——降低癢感

治療異位性皮膚炎使用的口服抗組織胺，主要是用來降低異位性皮膚炎患者的癢感，讓這些身上都是皮疹而且癢得不得了的小朋友，能夠稍微解除身上的癢感。抗組織胺以其作用的長短又分成短效型和長效型，短效型的抗組織胺在止癢上會較有效，但是也較可能產生副作用如口乾和嗜睡等情形，而相反的，長效型較不會產生副作用，但是其止癢的效果反而來得差一些。當然，我們對這些常用的抗組織胺藥物，應該也要有些基本的認識。

- 常用的長效型抗組織胺：包括 loratadine（柔他定，Lorastyne）、desloratadine（Aerius）、levocetirizine（Xyzal）、fexofenadine（Allergra）等。
- 短效型抗組織胺：buclizine（Longifene）、dexchlorpheniramine maleate（Dex-CTM）、cyproheptadine（Antisemin）等。

白三烯素拮抗劑（欣流）——合併氣喘時使用

白三烯素拮抗劑（Singulair, 欣流）主要是用在輕度或是中度的氣喘，其療效相當不錯。也有研究嘗試使用欣流來治療異位性皮膚炎，在臨床研究上發現，也會有輔助改善的效果。但是目前欣流在健保的給付規定上，只能用在輕度到中度以上的氣喘患者，因此如果要在異位性皮膚炎的患者使用這類的白三烯素拮抗劑可能就需要自費。

過敏小知識

抗組織胺藥物健保是否有給付？

由於罹患異位性皮膚炎的小朋友通常都會經歷十分厲害的癢感，因此，有時我們會同時處方長效和短效的抗組織胺一起服用。當然醫師同時處方長效和短效抗組織胺時，有時在健保給付上可能還是會遇到被核刪的問題，我想這是健保的審核委員無法體會那種癢得不得了的痛苦，如果他們真的能夠體會，大概就不會來核刪這些抗組織胺了。目前健保的核刪機制基本上不會要病人自費，一旦被核刪是處罰醫師，醫師需要付罰款；但也是因為這樣的關係 有時看診時醫師會要求病人自費，就是因為擔心可能被核刪。

如果是患者同時合併有氣喘的症狀時，當然也可以同時處方如欣流這類的白三烯素拮抗劑，可能對整體的過敏症狀的改善會有幫忙。欣流這個藥物最特殊的地方在於其口味相當好而且甜味十足，所以非常受到小朋友的歡迎，在服藥的順從性上相當好。當然家長會擔心欣流長期使用是否會導致副作用，但目前在小朋友身上使用的結果，並沒有看到什麼顯著的副作用。

全身性類固醇——急性期使用

在異位性皮膚炎的治療中，全身性類固醇只使用在急性期，在較嚴重的階段使用類固醇，可以比較迅速地將症狀控制下來。但是類固醇基本還是有副作用，所以在治療異位性皮膚炎時如果要使用類固醇，也不要使用太高的劑量和使用太久。因為如果以異位性皮膚炎的症狀解除來評估，其實只要使用少量的類固醇（一至二毫克／公斤體重／天）就可以改善其皮膚症狀。也因為類固醇的治療效果的確是相當顯著，所以會讓醫師和家長們太過於依賴類固醇的療效，但還是應該要注意一下使用的劑量和期間，以免引發類固醇的副作用。

●口服性：Predonine（Prednisolone）：普力多寧錠，這是最常使用的類固醇，一般每天建議劑量為一至二毫克／每公斤體重。口服的類固醇對疾病的急性控制上的確有相當不錯的效果，由於類固醇的代謝很快，不會累積在體內，因此如果短期使用不容易產生副作用；但是如果經年累月服用數月，當然還是會出現全身性的副作用。由於 Predonin 口感較苦，所以也有另外給小朋友使用的 prednisolone 糖漿（Kidsolone 溶液）。

●注射性：還有如果需要住院時，其所使用的注射性類固醇分 Solu-Cortef（hydrocortisone）和 Solu-Medrol（methylprednisolone）等不同的劑型。

免疫抑制劑——需定期檢查

在異位性皮膚炎的患者有時也會使用一些免疫抑制劑來治療異位性皮膚炎，較常使用的藥物包括：

●環孢靈素（cyclosporine）：環孢靈素主要的作用機轉是在抑制

T細胞的功能，所以通常都被應用在器官移植的患者作為抑制排斥，或是給風濕疾病患者使用。但因為異位性皮膚炎患者的第二型T輔助細胞活性較高，所以使用環孢靈素來抑制這些T細胞活性也是有其根據的。

●Azathioprine（Imuran）：此一藥物主要是具有細胞毒性的藥物，一般被用在一些風濕疾病的治療上，有些研究將此一藥物應用來治療較嚴重的異位性皮膚炎，也有不錯的效果。此一藥物最大的副作用是有時會造成骨髓造血功能受到抑制，因此在使用此一藥物期間，需要固定檢查血液中的血球細胞數目。

●Methotrexate：本身是抑制葉酸（folic acid）的藥物，由於葉酸在細胞增殖上非常重要，所以葉酸的拮抗劑對一些特別活化的免疫細胞有抑制的效果。因此，也將其應用到抑制特定的免疫細胞過度反應的疾病，如異位性皮膚炎的治療上。當然Methotrexate也會有些副作用，如果長期使用，可能會導致貧血和肝功能不正常。這類的藥物如果要長期使用，通常都會同時補充葉酸，以避免methotrexate的副作用。

●Mycophenolate mofetil：Mycophenolate mofetil（Cellcept，山喜多或是 Myfortics）是最近才開發出來的一個藥物，目前已經應用到許多風濕疾病如全身性紅斑狼瘡、類風濕性關節炎和乾癬等疾病的治療上。它主要的作用機轉是抑制 inosine monophosphate dehydrogenase，所以可以同時抑制Ｔ細胞和Ｂ細胞的增殖，所以也被用在異位性皮膚炎的臨床研究上。臨床上除了有些病人會造成腸胃不適外，基本上沒有太多副作用。

全身性抗生素——嚴重感染時使用

之前提到在異位性皮膚炎的小朋友會因為抓傷的傷口而導致金黃色葡萄球菌或是其他細菌的感染，這些細菌感染會更進一步造成皮膚的發炎，甚至也會成為新的過敏原，所以適當地使用一些抗生素抑制細菌的生長，對病情的控制的確是有些幫忙。

但是，金黃色葡萄球菌也很容易產生抗藥性，因此如果使用過多的抗生素也會導致細菌的抗藥性，這也是需要在長期使用抗生素時需要注意之處。我們的研究也發現，局部的抗生素其實對降低金黃色葡萄球菌感染的幫忙不大，如果出現較嚴重的皮膚感染時，可能還是需要全身性的抗生素，才能達到較好的治療效果。

靜脈注射的免疫球蛋白——價格昂貴，可以其他藥品取代

靜脈注射的免疫球蛋白，被用來治療一些發炎性的免疫疾病如川崎氏病、血小板低下性紫斑症，而且在這些特殊的免疫疾病都有相當不錯的治療效果。有關注射性免疫球蛋白應用到免疫疾病治療的機轉目前還不是完全清楚，現在已經知道的可能機轉包括如：注射性免疫球蛋白可以降低免疫細胞製造相關的發炎激素，而改善免疫疾病。此外，也有人認為免疫球蛋白可以將牽涉在免疫疾病中的超級抗原（superantigens）中和掉，而抑制免疫反應。

過去也有研究將靜脈注射的免疫球蛋白，應用到異位性皮膚炎的治療上，結果也發現可以得到一些改善的效果。但是由於靜脈注射的免疫球蛋白使用在異位性皮膚炎的治療健保並不給付，因為其價格實

在是過於昂貴，所以較無法一般性地使用在異位性皮膚炎的患者身上。

那究竟靜脈注射的免疫球蛋白要花費多少，一般來說由於患者每公斤的體重需要注射兩克的免疫球蛋白才有效，因此估計每公斤的體重需要的費用大約為五千元台幣，亦即一位20公斤的小朋友，一次治療就需要花費約10萬元台幣。這樣的醫藥費可能真的不是一般人可以負擔得起，以目前健保虧損的情形要申請健保給付也不是很容易，畢竟異位性皮膚炎還有其他藥物可以處方。

生物製劑：治療異位性皮膚炎的最新進展

這幾年生物製劑的進步可以說是日新月異，幾乎所有的免疫疾病和癌症都在開發生物製劑，之前提到的抗IgE抗體（Xolair）最早是用來治療氣喘的藥物，也被應用到異位性皮膚炎的治療。但是，由於異位性皮膚炎患者體內的IgE濃度都較高，所以此一抗IgE抗體應用到異位性皮膚炎的治療效果比較沒有那麼明顯。

最近幾年更有新的標靶療法的生物製劑，包括針對介白質-4（IL-4R）的單株抗體（dupilumab, 商品名 dupixent, 杜避炎），此一單株抗體可以同時抑制介白質-4（IL-4）和介白質-13（IL-13），而這兩種細胞激素都是過敏免疫反應最重要的介白質，抑制後便可以很有效地將過敏反應控制下來。此外，還有一種生物製劑是屬於所謂的小分子藥物（JAK, Janus kinase 抑制劑），可以將活化免疫細胞的訊息抑制下來，所以接下來的發炎反應就不會發生。目前在異位性皮膚炎已經有 Baricitinib（Olumiant）和 Upadacitinib（Rinvoq）這兩種藥物可以使用，跟單株抗體主要的差別在於作用效果快，但是因為半生期短所以不容易停藥。目前這些生物製劑要申請健保給付時都需要先使用至少兩種免疫抑制劑無效，再加上照光治療（18歲以上要照光6個月，12～18歲需要照光3個月，6～12歲不需照光但需要使用至少一種免疫抑制劑），經過這些治療都沒有改善才能夠申請健保。

在未來可以預期藥物會愈來愈進步，但仍要提醒大家，經過這些新型生物製劑治療後通常都可以得到明顯改善，但是皮膚改善後仍然要避免抓，反覆抓傷還是會啟動惡性循環。

異位性皮膚炎臨床上常見的問題

雖然前面已經跟大家詳細地介紹異位性皮膚炎發生的機轉、症狀、處理原則和治療藥物，但相信大家可能還是有不少的題問，所以在這個章節裡，就針對以往診間較常遇到的問題，整理出來供父母參考。

Q1 已經餵母乳，為何小寶寶還是出現異位性皮膚炎？

A 我們在門診常常遇到的問題就是有許多小寶寶雖然已經在餵母乳，但是還是會出現異位性皮膚炎的症狀。這當然會造成許多媽媽的困擾，因為小兒科醫師明明跟大家都說過敏高危險群的小寶寶最好是要餵母乳，媽媽都已經按照兒科醫師的建議，但還是出現異位性皮膚炎，那該怎麼辦？

我們最近的研究顯示，的確有不少小寶寶已經喝母乳了，但還是出現異位性皮膚炎，而且症狀還相當嚴重。我們建議，首先還是要先請**媽媽要先注意飲食，避免那些較容易會導致過敏的食物**，如有殼的海鮮、核果和花生等。有許多小寶寶的皮膚症狀可能在媽媽注意飲食後就逐漸改善，這樣應該就沒有問題了。但是還是需要強調，媽媽自

己的營養也是需要注意，因為懷孕和哺乳的期間還是需要有足夠的營養來提供小寶寶的生長所需，如果過度地避免某些食物的攝取反而會導致小寶寶營養不良。

也有不少小寶寶的皮膚症狀，在媽媽注意其特定的食物後還是持續出現症狀，那這時又應該要如何處理？這些異位性皮膚炎的小寶寶即使在媽媽注意特定飲食後還是出現明顯皮膚症狀時，那就需要注意小寶寶自身的飲食。在過去幾年來，這些餵食母乳卻仍然導致異位性皮膚炎的患童，首先會建議逐漸減少母乳的哺育分量。如果媽媽本身的母乳量較少而原本就需要補充配方奶粉的情形下，會先建議將配方奶粉改成半水解的低過敏奶粉。同時，也建議在四個半月大時開始嘗試補充其他副食品，逐步增加副食品的量和減少母乳的比例，應該就可以慢慢改善異位性皮膚炎的症狀。

不論是美國兒科醫學會或是歐洲的兒科腸胃和營養學會都建議，餵母乳到約六個月，而在四個半月大時開始餵食副食品；同時，半水解的低過敏奶粉的確對異位性皮膚炎的改善有幫忙。

我們最近的研究就看到，如果餵母乳的小寶寶在兩至三個大時出現異位性皮膚炎，且媽媽已經注意自己的飲食，但是小寶寶的皮膚症狀還是沒有改善，我們將這些小寶寶分成三組：

◆**停止哺餵母乳**：一組是停掉母乳而改成低過敏奶粉（適度水解），再加上副食品。

◆**母乳減量**：一組是母乳沒有完全停掉只是減量，而加入低過敏奶粉，同時也逐漸食用副食品。

◆**繼續哺乳**：第三組是沒有停母乳，只是依照建議開始食用副食品。

結果這三組中以停掉母乳的小寶寶，皮膚的改善最為明顯。因此，大家還是記得這個基本原則，如果喝母乳還是出現嚴重的異位性皮膚炎時，請記得可以部分使用半水解的低過敏奶粉來取代，再逐漸添加一些副食品，應該可以逐漸改善小朋友的異位性皮膚炎症狀。

Q2 寶寶需要喝全水解嗎？水解的營養是否不如一般配方奶？

A 全水解的奶粉主要是用來治療嚴重腹瀉的小寶寶，較少用在過敏的預防和避免上，主要的原因包括：全水解奶粉的價格要比一般奶粉高出不少，如果當作一般過敏預防的奶粉來餵小寶寶時，可能對年輕的父母親都是一個負擔。此外，我們在前面介紹口服耐受性時也提到，適度水解配方奶粉預防過敏的效果，甚至要比全水解奶粉來得好。因此，除非是小寶寶的異位性皮膚炎在食用適度水解配方奶粉沒有改善時，才會建議可以試試全水解奶粉。

Q3 如果小朋友牛奶過敏，那改喝羊奶或豆奶是否可以改善？

A 我們在之前就已經討論過，小小孩的異位性皮膚炎主要是因為飲食的關係所造成，而且奶粉中的蛋白分子量的大小是主要的影響因素。在一歲以前飲食的原則不在於種類的問題，而是在分子量的大小；所以如果要換成羊奶或是豆奶，還是需要經過水解的過程讓分子量變小後，才能真正對過敏的預防有較大的幫忙。也就是羊奶或是豆奶還是不適合用在異位性皮膚炎的預防上，也無法真正地代替半水解的低過敏奶粉用在過敏疾病的預防上。因此，即使要選羊奶也需要考慮選半水解的低過敏奶粉。

Q4 寶寶如果食用配方奶出現腹瀉或脹氣、嘔吐是否就為牛奶過敏？

A 小寶寶如果剛開始食用配方奶粉時就出現腹瀉、脹氣或是嘔吐的症狀時，爸媽們一定會擔心是否因為對配方奶粉過敏而造成。如果是剛開始餵食配方奶粉遇到這樣的情形，可以先了解一下在沖泡奶粉的步驟是否都正確。我想許多爸媽可能都不清楚，如果配方奶粉泡的濃度過高就容易導致腹瀉的情形。此外，有乳糖不耐症的小寶寶在喝配方奶粉時，也會導致腹瀉和嘔吐的症狀。

所以如果遇到這樣的情形，我會建議先停掉配方奶粉2至3天後再重新餵食，如果還是有出現同樣的症狀，就需要考慮是否有奶粉過敏或是乳糖不耐的情形。通常，腸道的牛奶過敏如果需要改善症狀時，會建議食用全水解奶粉；主要是全水解奶粉對改善腸道過敏症狀的效果要比適度水解配方奶粉要來得好。

我們在之前提到由於在腸道黏膜的免疫細胞，也會經由循環跑到皮膚，所以腸道過敏也常會表現到皮膚上，這也是為何小寶寶期間的牛奶和食物過敏，最常出現的就是異位性皮膚炎。

Q5 中藥是否可以用來治療異位性皮膚炎？

A 在台灣有許多人習慣利用使用中藥來治療疾病，主要是大家的觀念中認為中藥的副作用較少，所以很多人還是有服用中草藥來治療疾病的想法。目前並沒有較完整有關中草藥應用來治療異位性皮膚炎的研究報告，也就是沒有太多的實驗數據，可以來支持中草藥應用到異位性皮膚炎治療的效果。

如果爸爸媽媽們真的要使用中草藥來治療異位性皮膚炎的小朋友，有幾點需要注意：

＊首先要先找一位可靠的中醫師，因為在目前使用的科學中藥中有時成分較不清楚。

＊還是需要注意避免服用成分不明的科學中藥。因此最重要的還是要找到可靠的中醫師，這樣所使用的藥物可能會較為放心。

＊如果要服用中藥時也建議西藥還是不可停，中藥服用時需要與西藥間隔一個半到兩個小時。

當然，未來希望能夠有更多相關的研究，來探討中草藥是否能夠應用到異位性皮膚炎的治療上，畢竟臨床上還是需要實證醫學的證據，才能夠真正了解這些中草藥的功效。

Q6 深海魚油所含的重金屬會不會影響小朋友的健康？

A 我們之前曾經提到在各項有助於改善過敏體質的飲食中，深海魚油是較有一些研究根據，而且似乎較有效果的。所以，攝取深海魚油對懷孕的媽媽或是過敏的小朋友都有研究指出，有助於改善這些症狀。唯一需要注意的是，由於深海魚油本身也可以減少血管栓塞的問題，如果合併抗凝血劑使用時，甚至會導致容易出血的情形，所以在使用抗凝血劑的患者，並不建議合併深海魚油的使用。

當然許多家長最擔心，有愈來愈多的報告顯示，因為環境污染的問題而導致深海魚受到重金屬污染，因此雖然知道深海魚油有降發炎的效果，還是不太敢讓小朋友食用深海魚或是服用深海魚油。

因為一般民眾有這樣的擔心，因此消費者基金會幾年前也針對市面上的深海魚油，做過重金屬污染的分析。此外，也有愈來愈多的公司在推出產品時，會提供有關重金屬的分析報告。所以建議大家在選

擇深海魚油的相關產品時，可以到相關的網站搜尋一下資料，或是直接跟廠商要求相關的檢驗報告，如果能夠這樣做，應該可以降低對重金屬污染的疑慮。

如果不吃這類的深海魚油產品，當然也可以多吃一些深海魚，如鱈魚、鮪魚、鮭魚等，對改善過敏發炎會有幫忙。而魚油較豐富的部位包括魚頭，眼睛四周的部位，所以這些部位的攝取對過敏疾病是有幫助的。

Q7 食用健康食品是否對預防過敏真的有幫助？

A 這些年來坊間有關過敏免疫調節的健康食品似乎有愈來愈多的趨勢，我想面對這麼多不同的產品，大家一定有個最大的疑惑，就是要如何選擇這些健康食品？還有這些健康食品是否真的有效？

我想健康食品之所以會如此流行，可能跟中國人觀念中，食補要比藥來得好的根深蒂固想法，大家都認為食物應該是較沒有副作用、較溫和；相對的藥物通常都是有較高的副作用，而且苦口。這也是為何許多患者在發病後，傾向於尋求中草藥或是健康食品的輔助，希望能夠在最沒有副作用的情形下改善症狀。但究竟哪些健康食品真的對過敏調節會有效？這可能是大家關心的問題。

衛生署為了保障消費者的權益和健康，因此建立了健康食品管理辦法，其中還包括各種功能評估的相關法規。其中有兩個主要的項目，最主要的就是毒性安全檢測，因為既然是食品當然就不能有副作

用，所以毒性檢測也是健康食品把關的主要工作。再來才是功能評估的部分，目前有關健康食品與免疫相關的功效評估有兩大類，一類是促進免疫功能，另一類則是過敏免疫調節功效。而有關毒性測試和功效評估都需要經過實驗的認證，才能夠取得所謂的「健康食品認證」，在產品貼上「小綠人」的標誌。

當然，目前坊間通過認證有小綠人的健康食品，大都還是只有動物實驗的研究結果，所以在人身上的效果如何，還需要有更多的臨床試驗。但是，畢竟經過毒性的測試來確定沒有不好的副作用，和有些基本功能認證的產品，即使花錢去購買總是會較安心一些。

同時，在門診也常常遇到許多患者習慣有人推薦就會買來食用，一次使用好幾種甚至十多種健康食品的人也不在少數。個人倒是不太建議以這樣的方式來使用健康食品，因為一次服用這麼多種不同的健康食品，可能彼此之間的功效就會互相抵消，而且副作用也可能會較多。

我們吃下去的東西都需要經過肝臟處理和腎臟代謝，長期服用這麼多種健康食品可能對身體也不見得好。因此，還是建議如果真的要使用健康食品當作輔助的保健用品，可能還是選一種就好，不要一下子同時服用太多不同的健康食品。

Q7 過敏原檢測後，是否只要是過敏食材就不能讓寶寶食用？

A 在臨床上我們常常會幫小寶寶進行有關過敏原的檢測，以往主要的方法是利用皮膚試驗來分析過敏原，而目前主要使用的是利用螢光或是酵素免疫法來測定這些可能的過敏原，由於技術上的進步，目前大多數的醫學中心都是採用抽血檢查的方式。如果是一歲以下異位性皮膚炎的小寶寶，由於食物過敏原是導致皮膚症狀惡化的主要原因，所以如果找到一些食物過敏原與引起異位性皮膚炎有關，則建議需要避免食用這些食物。

由於食物過敏的確切診斷還是與吃了這些特定的食物後是否出現症狀有關，而年紀較大（兩歲以上）的小朋友其口服耐受性的機轉已經逐漸成熟，因此除了參考過敏原檢測外，還是可以觀察食用這些可能的過敏食物後的反應，如果沒有出現皮膚症狀變嚴重或是其他副作用，還是可以繼續食用。

治療Q&A

Q1 異位性皮膚炎的寶寶長大後會有過敏性鼻炎和氣喘嗎？

A 過敏疾病的發展在學理上我們稱之為「過敏進行曲」，主要是依照小朋友的年紀發現過敏疾病的表現各有不同。在一歲以前小寶寶首先會出現的過敏症狀主要是異位性皮膚炎，是因為在這個階段接觸的過敏原主要是來自食物，所以就以皮膚表現為主的異位性皮膚炎為主。

而隨著年紀增加，空氣過敏原會逐漸扮演較重要的角色，所以反而如過敏性鼻炎和氣喘等症狀會逐漸表現出來。這些過敏性鼻炎和支氣管性氣喘，大多數在兩歲半和三歲後逐漸表現出來，其中過敏性鼻炎的症狀會先表現出來，大約在兩歲半時就會出現症狀；而氣喘則是在四歲以後才逐漸表現出症狀。

但是的確有研究發現，如果在小時候出現異位性皮膚炎，較大時出現過敏性鼻炎和氣喘的機會的確會較高，因此在小時候及早控制好異位性皮膚炎的症狀，還是很重要的一件事。

Q2 減敏治療對異位性皮膚炎的治療是否有幫助？

A 一定有爸爸媽媽會想知道有什麼樣的治療方法，能夠真正改變過敏的體質，其中唯一能夠真正改變過敏體質的治療方法，大概只有減敏治療。減敏治療（immunotherapy, hyposensitization）的確為患者帶來一些相當不錯的效果。

由於減敏治療所需要的時間較長，至少在兩年內小朋友必須要非常有耐心地例行回來門診接受注射治療，同時偶爾也會產生一些副作用，所以並不是所有的小朋友都建議接受這些治療。

目前建議進行減敏治療的小朋友，通常都是已經接受其他的治療一段時間後，仍然會經常發作，如每個月至少發作一次或是一年發作五次以上，再加上主要的過敏原為塵蟎時，才會建議進行減敏治療。減敏治療的方法是將患者最常見的過敏原注射入其皮內，然後逐漸增加其劑量。減敏治療能夠改變氣喘患者的免疫反應，讓原本相當高的過敏抗體逐漸下降，而且發炎物質的製造也會跟著降低。由於進行減敏療法時，在注射過敏原後有非常少數的患者會出現症狀，所以通常要求在經過訓練的過敏專科醫師門診進行較好，注射後也應該在診間觀察15～30分鐘再離開醫院。

同時，要提醒大家的是，通常這種經由皮膚的減敏治療對同時患有異位性皮膚炎的小朋友較不合適，因為在接受減敏治療的過程中，反而會加重異位性皮膚炎的症狀。同時，減敏治療對氣喘改善的效果通常會比過敏性鼻炎來得好。這也是為什麼許多家長會覺得小朋友的氣喘症狀已經有明顯的改善，反而過敏性鼻炎的症狀仍然持續存在。一般而言，小朋友接受減敏療法的效果要遠比成人來得好。可能的原

因是小朋友的免疫系統還在發育的階段，許多新產生的免疫細胞能夠受到減敏治療的影響，而成人在這方面的能力相對的就較差。

目前唯一較能夠考慮應用在異位性皮膚炎的減敏治療，大概就是舌下減敏治療，因為舌下減敏治療可以不必經由皮膚的注射，所以不會影響到皮膚的表現。而且舌下減敏治療可以經由類似「口服耐受性」的機轉，而誘發更好的治療效果。

舌下減敏治療在國外，尤其是歐洲，已經使用一段時間，在台灣因為一直無法取得許可證，所以還無法在小朋友身上使用這類的治療。衛生署沒有予以許可證的主要理由是，衛生署審查時認為塵蟎的蛋白成分較複雜，所以沒有通過。但其實目前經由皮內注射的塵蟎蛋白也是一樣複雜，為何衛生署又准許可以使用來進行皮內注射的減敏治療，卻無法通過舌下的減敏治療？未來還是希望主管機關能夠重新審視有關舌下減敏治療的許可證，讓小朋友有機會能夠使用此種較不辛苦的舌下減敏治療，來控制嚴重的異位性皮膚炎。

Q3 什麼是慢性過敏？測試慢性過敏抗體有何幫忙？

A 這幾年來有許多檢驗針對所謂「慢性過敏」，主要是測定病人血中對抗各種過敏原的 IgG 抗體。有許多人接受測試後發現有太多過敏原都是陽性，如果所有的食物都禁止食用，可能會讓爸爸媽媽們無所適從，因此究竟要如何來面對這些檢查的結果。其實 IgG 抗體是體內的免疫細胞遇到外來的蛋白都會產生，因此身體接觸到這些外來的食物和蛋白時，就會引起免疫反應而產生 IgG 抗體，這也是為何這些 IgG 抗體的種類會如此多和高。

其實在免疫反應中，我們對這些身體所產生的免疫反應且會導致身體病理傷害的反應分成好幾類，稱為過度免疫反應（hypersensitivity）。而 IgE 抗體所參與的免疫反應稱為立即型過度免疫反應（immediate type hypersensitivity），也稱為過敏反應（allergy），就是我們真正說的過敏反應。而 IgG 所引起的免疫反應

是屬於第二型的過度免疫反應，並不是真正的過敏反應，兩者之間還是有些不同，所以如果接受這類所謂「慢性過敏抗體」的檢查時，對這些結果的判讀要特別小心。

因此還是要提醒大家，IgE 才是真正的過敏抗體，因此如果要測定過敏抗體還是應先測定 IgE 抗體。此外，食物過敏最確切的診斷還是與直接食用這些食物後出現症狀有關，因此給懷疑食物過敏的患者食用特定的食物會出現症狀時，才是最確定的診斷。

Q4 治療異位性皮膚炎時使用非類固醇藥物是否會產生副作用？

A 這幾年來非類固醇免疫抑制的外用藥物，如前面所提到的普特皮或是醫立妥，都已經愈來愈常被應用到異位性皮膚炎的治療上，當然這些非類固醇藥物的使用也會引起大家的一些疑慮。之前就有報告提到使用這種外用的免疫抑制劑會擔心引起癌症的發生率增加。主要是因為免疫抑制劑會降低人體的免疫力，而導致對抗腫瘤的免疫力也下降，因此發生癌症的機率會增加。但是這樣的情形主要是發生在服用全身性免疫抑制劑的患者，但是由於用在異位性皮膚炎的外用藥物劑量較低，因此其副作用比起全身性使用的藥物還是來得低很多。

有一個大規模的研究追蹤這些使用外用免疫抑制劑來治療異位性皮膚炎的研究報告，結果顯示，這些患者使用免疫抑制一段時間後，並未看到有癌症發生率增加的趨勢。因此，爸爸媽媽對這些非類固醇免疫抑制劑的外用藥物使用在異位性皮膚炎，還是可以放心使用。

有些時候我們會建議這些非類固醇免疫抑制劑與類固醇可以輪流使用，舉例來說，可以在早上使用類固醇的藥膏，而在晚上則是使用非類固醇的免疫抑制劑，這樣就可以讓爸爸媽媽擔心的副作用減少，而且可以達到更有效的治療效果。

Q5 異位性皮膚炎的症狀會隨著年紀增加而改善，因此不須治療？

A 的確如過敏性鼻炎和支氣管性氣喘在小朋友年紀增加後會逐漸改善，所以如果能夠將這些症狀控制好，可以在青春期左右便可以觀察到過敏性鼻炎和支氣管性氣喘的症狀改善許多。但是需要強調一下，異位性皮膚炎的情形可能有些不同，主要是因為異位性皮膚炎的症狀會因為不停的抓而變得更嚴重。因此，如果真的要將異位性皮膚炎治療好還是要有「絕不妥協」（zero tolerance）的想法，要將皮膚症狀完全控制下來，而且逐步恢復到正常的皮膚，才能說是真正的治療成功。

在門診常常遇到許多患童經過治療後已經改善得差不多，但是如果皮膚並未完全改善到正常的狀態，有時小朋友還是會忍不住去抓，如此很快地就又出現嚴重的皮膚症狀，而成為「惡性循環」。所以，罹患異位性皮膚炎時，不要預期會隨著年紀增加就逐漸改善，如果皮膚的症狀沒有完全改善或是持續去抓，異位性皮膚炎的症狀就會一直持續下去。

生活Q&A

Q1 為什麼異位性皮膚炎患者的皮膚容易乾燥？

A 其實我們對這個問題也一直很有興趣，經過一些研究結果發現，除了皮膚的 filagrin 的基因和表現出現問題，導致皮膚的水分較容易流失。

另外，我們自己的研究也發現，這些異位性皮膚炎患童身上脂肪酸與正常的小朋友有所不同，而這些脂肪酸組成較容易導致經表皮的聚絲蛋白水分流失增加。再加上，研究也發現，異位性皮膚炎患者的（filaggrin）基因可能也有問題，因此造成皮膚表皮的屏障較容易受損，而導致水分容易流失。

Q2 天氣較乾燥時，該如何注意寶寶皮膚的保養？

A 為什麼異位性皮膚炎的症狀在入冬後反而會變得較為嚴重？通常患有異位性皮膚炎的小朋友，其皮膚會較一般小朋友來得乾燥，此種乾燥的皮膚經常在冬天時會變得更為嚴重，所以會產生更厲害的癢疹。

建議這些小朋友在冬天洗澡時最好使用清水便可以，如果要使用清潔劑則最好使用較少刺激性的清潔用品。而在洗完澡後則最好使用一些凡士林或是能夠保濕的乳液或是油製劑塗抹全身。如果小朋友的皮膚能夠不至於過於乾燥，則癢感便可以大大地降低。當然，也有一些小朋友在夏天時反而異位性皮膚炎的症狀會變得比較嚴重，主要的原因是這些小朋友容易出汗，因為出汗潮濕而造成濕疹，濕疹的出現又會讓異位性皮膚炎的症狀加劇，所以這些小朋友的症狀在夏天時反而變得比較嚴重。

我們在之前提到，異位性皮膚炎小朋友的脂肪酸組成和聚絲蛋白（filaggrin）可能卻有問題，造成他們的皮膚較容易流失水分，所以皮膚會特別乾燥。所以除了在夏天和容易流汗的體質下，異位性皮膚炎的乾燥皮膚還是需要擦一下保濕的乳液，減少因為皮膚乾燥而引起更大的癢感，抓得更嚴重。（請參見第六章P149）

Q3 情緒和壓力會不會影響異位性皮膚炎的症狀？

A 其實要將異位性皮膚炎控制好，也需要考慮到許多外在環境因素對小朋友的影響，尤其是在較濕熱的環境下，通常會讓異位性皮膚炎的症狀變得更嚴重。同樣的，在壓力較大或是緊張的情緒下，也會讓這些異位性皮膚炎的小朋友更容易去抓，晚上睡得更不好，因此很容易就導致皮膚症狀惡化。

所以建議爸爸媽媽如果發現小朋友最近抓得更厲害時，可能還是

需要稍微注意一下小朋友最近在學校是否有遇到任何會讓他們感覺有壓力的事情，如考試、與同學爭執或嘲笑，或是被老師責罵等事。如果能夠發現問題和及早解決，可能會減緩他們不斷去抓的情形，讓皮膚的症狀控制好一些。

由於罹患異位性皮膚炎的小朋友其症狀受情緒和壓力的影響，所以對一些大朋友進行心理建設也是很重要的一件事，青春期以上的患者只要知道抓對疾病的嚴重影響，便可以經由自行心理上的調適，來降低這些臨床上可能的惡化。

Q4 罹患異位性皮膚炎的小朋友能不能泡溫泉？

A 在門診經常有爸爸媽媽會問到這個問題，主要是因為台灣現在泡溫泉相當流行，所以異位性皮膚炎的小朋友被帶去泡溫泉，應該也是常見的一件事。當然，也有一些溫泉會強調對皮膚的症狀會有改善的效果。雖然如此，由於這些異位性皮膚炎的皮膚對過熱的溫度還是會造成一些癢感，所以還是要注意溫度不要過燙和過久。無論是一般的水或是溫泉水，過熱對皮膚都會造成刺激，也會增加癢感，基本上較不好。

另外，需要注意的是，在泡完溫泉後因為皮膚表面的水分會蒸發，水分蒸發後反而會導致皮膚變得更乾燥，所以還是需要在泡澡後塗抹一些能夠保濕的保養用品。（請參見第第六章P150）

Q5 游泳對改善過敏性鼻炎和氣喘有幫助，那麼異位性皮膚炎呢？

A 在大部分的過敏性鼻炎和氣喘的患童，我們都會建議去學游泳，主要是因為台灣地區的過敏患者最常遇到的過敏原就是塵蟎，但是除了塵蟎以外，環境中的溫度和濕度，對許多人的過敏症狀誘發也是一個很重要的因素。由於有許多過敏性鼻炎和氣喘的病人，是因為對環

境中的溫度和濕度較為敏感，因此如果能夠長期游泳，就能夠逐漸適應環境中的溫度和濕度而減少過敏性。但是，游泳池水中的氯氣對皮膚可能會有些刺激性，所以如果有皮膚的問題，而且會因為游泳而導致皮膚症狀變得更嚴重，可能就需要暫時先避免游泳這類的運動。

Q6 因為長期抓傷後所留下的色素沈積，該怎麼處理？

A 我們之前一再提到異位性皮膚炎最大的問題，在於反覆的抓和因為抓傷後導致的感染，這些感染久了後便可能會在身上留下一些疤痕。這些疤痕或是色素沈積對患有異位性皮膚炎的小朋友和年輕人來說，也是他們最大的一個困擾。因此這些患者也常常在意這些色素沈積是否能夠逐漸淡去，這也是在門診時常常會被問到。

當然，如果真的要減少這些色素的沈積，最重要的還是要杜絕這些反覆的抓傷和感染。再來需要讓這些長期受傷的皮膚有休息的機會，等復原後再開始擦一些保養和去角質的藥膏，即可逐漸讓這些色素變淡。當然，如果經過一段時間這些色素沈積仍然很明顯，就正值開始結交異性朋友和愛漂亮的年紀，我想也可以尋求醫學美容技術的幫助，以目前相當進步的醫美技術來改善這些皮膚的色素沈積。也就是說，如果能夠避免不停的抓傷和讓皮膚有足夠的時間能夠修補，其他的外觀問題其實都可以解決，不必擔心。

Q7 使用除濕機或加濕機是否可以改善異位性皮膚炎？

A 由於台灣地區處於亞熱帶，因此氣候較為潮濕。而一到夏天就更容易因為炎熱潮濕的氣候而流汗，一旦流汗就會加重皮膚的不舒服和癢感，會抓得更嚴重。因此，如果在午後雷陣雨的夏天沒有開空調時就需使用除濕機，濕度一般建議維持在百分之六十至百分之六十五

間，太乾的話也會導致皮膚的不舒服，因此濕度也不建議過低。而空調本身就具有除濕的效果，因此在炎熱的夏天開空調時就不需要開除濕機。

而在冬天也多雨的北部，也建議開除濕機，對異位性皮膚炎的照顧還是有幫忙。

Q8 異位性皮膚炎小朋友的衣著、寢具是否會對病情造成影響？

A 由於一歲以上的小寶寶會愈來愈會抓，因此容易出現傷口，而這些傷口就容易導致細菌感染和塵蟎進入，而導致過敏症狀變得更嚴重。因此，小寶寶的衣著盡可能要寬鬆柔軟不要過於緊密，棉質要比毛料來得好。寢具材質的選擇基本上也是同樣的原則，基本上還是需要能夠透氣不黏附，小朋友會較舒服，晚上睡覺時也不會一直抓。

由於塵蟎也是一個重要的過敏原，所以如果寢具和衣服內的塵蟎含量較高，也會容易導致皮膚過敏變得更嚴重。因此，建議在每年換季時衣服和寢具需要用熱水燙過或是拿去曬曬太陽，就可以有效地減少塵蟎的含量，對降低過敏也有幫忙。

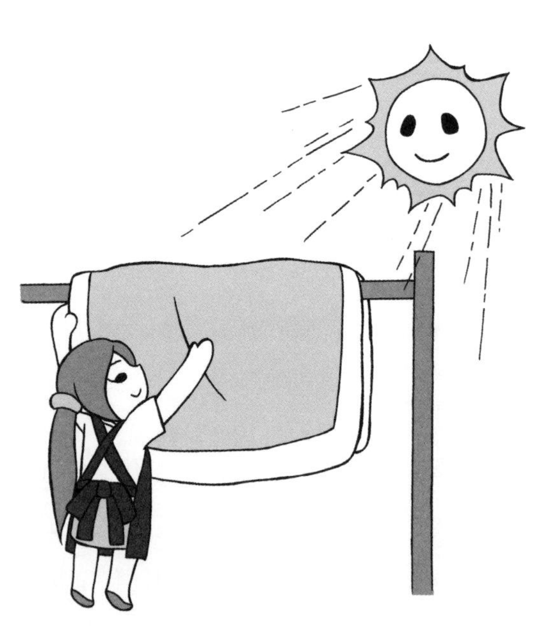

▲將寢具拿去曬太陽，也有助減少塵蟎。

戒吃、戒抓，告別異位性皮膚炎 暢銷修訂版

作　　者／江伯倫
選　　書／林小鈴
主　　編／陳雯琪

行銷經理／王維君
業務經理／羅越華
總 編 輯／林小鈴
發 行 人／何飛鵬
出　　版／新手父母出版
城邦文化事業股份有限公司
台北市南港區昆陽街 16 號 4 樓
電話：(02) 2500-7008　傳真：(02) 2502-7676
E-mail：bwp.service@cite.com.tw
發　　行／英屬蓋曼群島商家庭傳媒股份有限公司城邦分公司
台北市南港區昆陽街 16 號 8 樓
讀者服務專線：02-2500-7718；02-2500-7719
24 小時傳真服務：02-2500-1900；02-2500-1991
讀者服務信箱 E-mail：service@readingclub.com.tw
劃撥帳號：19863813
戶名：書虫股份有限公司

香港發行所／城邦（香港）出版集團有限公司
香港灣仔駱克道 193 號東超商業中心 1F
電話：(852) 2508-6231　傳真：(852) 2578-9337
E-mail：hkcite@biznetvigator.com
馬新發行所／城邦（馬新）出版集團 Cite (M) Sdn Bhd
41, Jalan Radin Anum, Bandar Baru Sri Petaling, 57000 Kuala Lumpur, Malaysia.
電話：(603)90563833　傳真：(603)90576622　E-mail：services@cite.my

封面設計／徐思文
內頁排版／邱芳芸
製版印刷／卡樂彩色製版印刷有限公司
2024 年 11 月 07 日三版 1 刷
Printed in Taiwan 定價 380 元
ISBN： 978-626-7534-04-5 (平裝)

國家圖書館出版品預行編目 (CIP) 資料

戒吃、戒抓，告別異位性皮膚炎 / 江伯倫著. -- 三版. -- 臺北市：新手父母出版，城邦文化事業股份有限公司出版：英屬蓋曼群島商家庭傳媒股份有限公司城邦分公司發行，2024.10

面； 公分. -- (育兒通；SR0069Y)

ISBN 978-626-7534-04-5(平裝)

1.CST: 異位性皮膚炎

415.712　　113014170